Therapeutics of Radiofrequency Microneedling

黄金射频微针治疗学

齐显龙　陈晋广　王仁珍　主编

中国科学技术出版社
·北京·

图书在版编目（CIP）数据

黄金射频微针治疗学 / 齐显龙，陈晋广，王仁珍主编 . — 北京：中国科学技术出版社，2022.8

ISBN 978-7-5046-9444-7

Ⅰ . ①黄… Ⅱ . ①齐… ②陈… ③王… Ⅲ . ①针刀疗法 Ⅳ . ① R245.31

中国版本图书馆 CIP 数据核字 (2022) 第 028935 号

策划编辑	王久红　孟凡辉
责任编辑	史慧勤
文字编辑	郭仕薪
装帧设计	佳木水轩
责任印制	徐　飞

出　　版	中国科学技术出版社
发　　行	中国科学技术出版社有限公司发行部
地　　址	北京市海淀区中关村南大街 16 号
邮　　编	100081
发行电话	010-62173865
传　　真	010-62179148
网　　址	http://www.cspbooks.com.cn

开　　本	889mm×1194mm　1/16
字　　数	269 千字
印　　张	15
版　　次	2022 年 8 月第 1 版
印　　次	2022 年 8 月第 1 次印刷
印　　刷	天津翔远印刷有限公司
书　　号	ISBN 978-7-5046-9444-7 / R · 2857
定　　价	158.00 元

编著者名单

主　编　齐显龙　陈晋广　王仁珍

编　者　（以姓氏笔画为序）

马小莹　空军第九八六医院

王仁珍　上海帝妍迎采医疗美容门诊部

王丽娟　西安齐显龙医疗美容诊所有限公司

齐显龙　银川龙成医疗美容诊所

杨　军　吉林铭医医疗美容医院

余　科　四川崇仁皮肤病专科医院

陈晋广　浙江台州市中心医院

周　宇　成都天后医疗美容门诊部

周艳伟　神木艾美美医疗美容诊所

韩　静　西安齐显龙医疗美容诊所

魏凌华　合肥艺星医疗美容医院

内容提要

　　黄金射频微针是目前国际上较为超前的一项医学美容技术，利用射频、激光技术，通过绝缘涂层的微针作用于不同深度的靶组织进行加热，并根据皮肤的自我修复功能，使真皮层中的胶原蛋白在射频能量的刺激下快速新生和重组，从而有效解决众多皮肤问题，具有高效、安全、持久的特点。

　　编者以黄金射频微针为着眼点，结合自身及团队多年的临床实践，从提升临床疗效、减少不良反应方面进行了详细阐述，对黄金射频微针适应证的扩展及参数最佳优化进行了深入探讨。本书对皮肤美容从业人员，特别是黄金射频微针的操作人员是一部不可多得的实用参考书。

主编简介

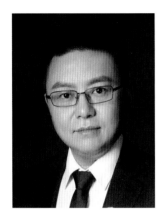

齐显龙

第四军医大学皮肤病学博士，副主任医师。中华医学会医学美学与美容分会皮肤美容学组委员，中国医师协会美容与整形医师分会激光亚专业委员会委员，中国整形美容协会激光美容分会委员，中西医结合学会医学美容分会激光亚专业委员会委员，中华临床医学会皮肤美容分会副主任委员，中国非公立医疗机构协会整形与美容专业委员会青年委员会副主任委员，中国非公立医疗机构协会皮肤专业委员会美塑疗法学组副组长，中国整合医学美容学会会长。创立龙成医疗美容连锁诊所并担任技术总监。曾负责国家继续教育项目[敏感皮肤诊疗技术学习班（20134204120016）、皮肤非手术美容研讨班（20134204120015）]；负责国家自然科学基金1项（31000073）。专业特长为敏感皮肤、整合抗衰老、痤疮、微整形。主编《皮肤科医师教你选择化妆品》《敏感皮肤保养和诊疗》，副主译《化学换肤、微晶磨削与外用产品实用指南》，发表中英文文章数十篇。

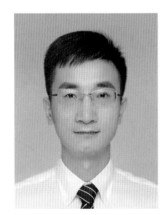

陈晋广

第四军医大学皮肤病学博士，中山大学博士后，主任医师，教授，硕士研究生导师。台州市中心医院（台州学院附属医院）皮肤诊疗中心主任，台州学院皮肤病研究所所长，台州市名医工作室皮肤科领衔人。中华中医药学会皮肤科分会委员，中华医学会皮肤病分会银屑病学组委员，浙江省医学会激光医学分会委员，《中国中西医结合皮肤性病学杂志》编委。专业特长为银屑病、炎症性皮肤病、皮肤肿瘤、生物制剂疗法治疗、皮肤光电治疗等。主持及参与中国博士后基金、国家自然科学基金、省厅等课题10多项，负责省级、市级继续教育项目3项，获省厅等科学技术奖10余项，获"浙江省151人才"、浙江省医学会优秀皮肤科医师、"台州市500精英人才""台州市211人才"等称号。参编《中西医皮肤性病学》《临床基本技能实训教程》《皮肤科学》等多部著作，以第一或通讯作者在国内外核心期刊发表论文30余篇。

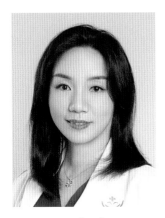

王仁珍

华中科技大学皮肤与性病专业医学硕士，副主任医师，上海帝妍迎采医疗美容门诊部技术院长。MEC院长俱乐部委员，中国整形美容协会损伤救治康复分会理事，中国整形美容协会医美与艺术分会注射美容艺术专业委员会委员，中国整形美容协会微针分会委员，中国妇幼保健协会医美分会委员。专业从事医学皮肤美容20余年，多次赴韩国、日本、美国等国交流学习，擅长雀斑、黄褐斑、褐青斑、日光斑、混合斑、太田痣、胎记等各种疑难色素性皮肤的诊断和治疗，非手术整体化抗衰提升，顽固性痤疮和痤疮后遗痘印／痘疤／痘坑的治疗，敏感肌的诊断及修复，面部及头皮的炎性衰老修复，玻尿酸整体年轻塑颜打造等。

编者简介

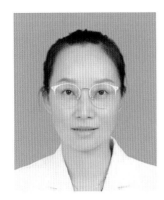

马小莹

第四军医大学皮肤性病学专业硕士，主治医师。全军皮肤病学青年委员会委员，中国妇幼保健协会面部年轻化学组委员。从事临床工作16年，超光子逐光之星认证医师。参编皮肤科学经典著作《鲁克皮肤病学》（第九版）、《肉毒毒素注射美容：理论与实践手册》。发表SCI论文2篇，国内学术论文数篇。

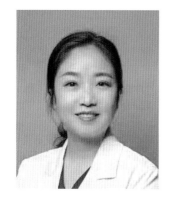

王丽娟

副主任医师，毕业于吉林大学临床医学。中国非公立医疗机构协会整形与美容专业委员青年委员，中国整形美容协会形塑与综合技术转换分会常委。从事临床 16 年，超光子逐光之星医师。主编《轻松应对过敏》。

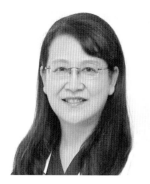

杨　军

主任医师。中国医师协会美容与整形分会激光专业委员会委员，中华医学会医学美学与美容学分会激光美容学组委员，中国整形美容协会激光美容分会委员，中国面部整形与重建外科学会激光专业委员会委员，中国中西医结合学会医学美容专业委员会东北区常委，中国中西医结合学会医学美容专业委员会激光与皮肤美容专家委员会常务委员，吉林省医学会激光医学专科分会副主任委员，吉林省医师协会第二届美容与整形医师分会副主任委员，吉林铭医整形美容医院激光整形美容中心业务院长。从事临床医学 30 余年，专注于激光整形美容 20 余年，主攻光声电皮肤美容及微创抗衰老疗法。应用各种国内外先进激光、强光、射频、超声等不同设备治疗多种不同皮肤问题及皮肤衰老 30 余万例，并将各项技术科学、合理整合；提倡皮肤深层健康美容养护，全层皮肤分层低碳化管理，强化术后护理及皮肤屏障修护的重要性。撰写学术论文在《中国实用美容整形外科杂志》等发表，《应用两种波长激光治疗太田痣病理及临床研究》获长春市科学技术进步二等奖。

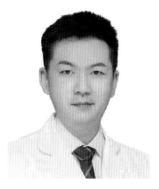

余　科

2008 年毕业于西南医科大学临床医学专业，川西著名皮肤医生王益芝老先生第四代"王皮肤疗法"非遗传人。从事美容皮肤科 10 余年，先后于四川省激光美容中心、第四军医大学西京皮肤医院激光美容中心、南方医科大学进修学习。曾多次赴韩国、中国台湾、新加坡等国家及地区进行交流学习。擅长激光及注射美容，损容性皮肤病的联合治疗，问题肌肤修复等。联合创立四川崇仁皮肤病专科医院、四川汉密尔顿美容医院崇州分院、四川小肤医生集团及成都王小肤皮肤连锁。

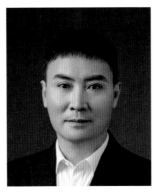

周 宇

毕业于西南医科大学，主治医师，主诊皮肤美容，从事临床工作 23 年，美容皮肤科 5 年，2018 年创办成都天后医疗美容门诊部。

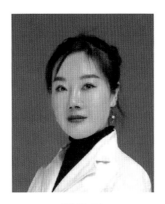

周艳伟

皮肤美容主诊医师。从事临床皮肤激光美容和注射美容数十年，创办神木艾美美医疗美容诊所。

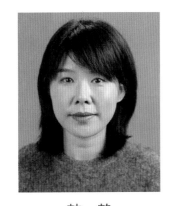

韩 静

毕业于湖南医药学院，齐显龙医学美容诊所客服主管。从事医学美容诊所内品项筹划工作 6 年，精通面部衰老问题辨诊，擅长制订以黄金射频微针为主的周期性治疗方案，在求美者全周期服务于维护方面经验丰富。

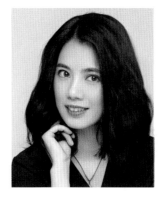

魏凌华

毕业于武汉大学医学院，皮肤美容主治医生，皮肤美容主诊医师，合肥艺星医疗美容医院皮肤科院长。从事本专业 10 余年，一直致力于研究皮肤健康与皮肤美学的关系，乐于皮肤抗衰及美容专业知识的分享和科普。擅长皮肤美容抗衰老方案设计，基于皮肤生理结构与衰老变化，联合光、声、电、美塑疗法，为求美者提供全层次全方面全进程的综合年轻化解决方案。

序 一

　　齐显龙博士是我的学生，系我诸多学生中比较有自己想法的人，在临床和科研上都有自己的感悟和体会，对一些感兴趣的、热点的问题，总有自己深入的思考，并会进行执着的探索。此外，他还热衷于动手操作，且善于归纳总结、乐于分享。

　　回想当年，其在硕士、博士阶段，均以第一名的成绩入科，毕业后继续留在科里做学问。后期，该生与我的几位优秀博士生，陆续走上了开设医疗美容机构的道路。我以开放的心态对待他们各自的选择，相信他们有足够的能力而不被海浪淹没，期望他们在求得生存和发展空间后，不忘初心，在学术上能继续有所成就，并能与西京医院皮肤科一起引领中国皮肤美容的方向，为我国乃至整个人类的健康有所贡献。我很欣慰，齐显龙首先做到了，他一直努力探索着，且在许多方面有自己的独到见解，发表了不少文章，出版了几部专著，还办了多期培训班……

　　我非常愿意为齐显龙的新作《黄金射频微针治疗学》作序，他和他的团队在应用黄金射频微针的临床实践中，通过多年的积累和努力，以及对大量的临床资料和经验进行了归纳和分析，从而对这一仪器的临床操作要点、疗效提升、不良反应预防和处理、协同治疗等做了深入的总结。考虑到黄金射频微针类仪器的高普及率和临床中日益增多的使用率，齐显龙博士等召集了一批有丰富操作经验的青、中年一线医师，共同编写了这部专著。这里面有团队的思考和前沿的探索，能够为临床实践中的相关专业人员提供指导和帮助。作为黄金射频微针这类仪器设备的国内领先专著，期望其对此类仪器的规范化使用起到积极作用，进而很好地造福广大爱美人士，使我国黄金射频微针的临床实践技术，在国际上具备与大国地位相称的影响力。

空军军医大学（第四军医大学）西京医院皮肤科　教授，主任医师
中华医学会皮肤病学分会第十二届　副主任委员
中华医学会医学美学与美容分会第七届　副主任委员

序 二

皮肤科医师的专业目标是维护皮肤的健康与美丽。曾几何时，皮肤科医师还只是将自己的专业聚焦于诸多皮肤病上。然而，随着社会的发展、生活水平的提高及人们对皮肤美容关注度的增强，当代皮肤科医师不但是皮肤病诊疗的主力军，还成为维护皮肤美丽的生力军。理性并有效地维护皮肤的健康美、理性并科学地引导大众追求皮肤的健康美，是皮肤美容发展的正确方向。

在帮助皮肤求美者修复、矫治皮肤问题的过程中，认真掌握医学美容仪器的治疗机制、适应证及禁忌证、操作流程及治疗技巧，重视并不断改进皮肤求美者的体验感和舒适度，是对皮肤美容工作者的基本要求。由齐显龙博士领衔编著的《黄金射频微针治疗学》便是他及其志同道合者在皮肤美容道路上的又一部理论与实践兼备的力作。

我与显龙博士相识已近20年。他在为人方面的诚恳与朴实，在改变个人命运上的不懈努力，在皮肤科求学之路上的专注和进取，在皮肤美容事业上的执着与探索，以及对皮肤科前辈的尊重与关爱，都给我以良好且强烈的印象。我与显龙博士不但是皮肤专业的同行，经常相互交流，而且成为超越年龄差距的人生朋友。从显龙博士身上，我深切感受到他们这一代的年轻医师，已然成长为中国皮肤美容事业的中坚力量。我相信，在他们的努力下，中国皮肤美容事业必将更加璀璨辉煌。

原第三军医大学新桥医院皮肤科主任、博士研究生导师

贵黔国际总医院皮肤美容科主任

教授，主任医师

前　言

白驹过隙，忽然而已，大学毕业已经二十余年了。人们常说四十不惑，五十知天命。到了45岁这个年龄，面临工作、生活、家庭中的诸多事情，我突然发现，自己远远没有达到这种不惑的境界。虽然对于外界的名利略有看淡，但是终究还是平凡人，做平凡的医生，过平凡的生活。第四军医大学军医生涯的烙印，以及西京医院皮肤科各位导师的言传身教，促使我成为一个喜欢分享的人。特别在临床实践中，我比较注意资料的收集和整理，会尽可能归纳和总结临床内容。

从事皮肤美容的多年以来，我一直在临床一线进行操作。在操作一些仪器设备的过程中，我喜欢思考一些问题，比如怎样提升疗效、怎样减少不良反应的发生、怎样提升求美者的舒适度等。这些话题其实是每个皮肤美容医师需要关注的，但是在特定仪器设备和操作中，如何实现这些则不是一件很容易的事，这就需要实践操作的体会和积极改进的思考。此外，我也喜欢与同行进行沟通和交流，最喜欢的就是几个同行好友聊临床进展和操作细节，互相交流和提高。

同时，由于我在敏感皮肤、激光美容及抗衰老等治疗方法上小有建树，因此常会收到很多的同行求助，这些求助信息多为他们在临床中遇到的一些问题，或者在操作之后出现问题和不良反应的应急处理等。通过指导他们如何进行处理、如何预防不良反应的发生，不仅帮助了别人，也让我积累了足够的临床资料和案例。

可能是一种责任感、一种希望分享自己经验教训的迫切需要，加之对皮肤美容、敏感皮肤、激光美容、抗衰老等不同的理解，于是有了编写本书的想法。本书主要是我和陈晋广博士及其他同行好友，在黄金射频微针这一类仪器中的使用心得、体会、经验等。希望本书可以帮助一部分年轻的皮肤美容医生成长，同时也间接帮助求美者。

本书的出版，需要感谢的人很多。感恩所有的遇见，感恩帮助我、鼓励我的所有人，感恩西京医院皮肤科的培养，感恩母校第四军医大学，感恩信任我的求美者，感恩我的同事们，感恩本书所有参编人员的辛苦付出，感谢国内黄金射频微针生产厂家半岛公司在本书编写过程中给予的大力支持。

感恩我的恩师高天文教授的教诲，让我一直在分享的快乐中努力；感恩何威教授的鼓励和开导；感恩刘玉峰教授的循循善诱。感恩我的家人，是他们的支持，能让我心无旁骛地完成这本书。

目　录

第1章 黄金射频微针的工作原理

黄金射频微针是近年来临床普及非常迅速的一种仪器设备。所以在临床工作中，医生、护士及相关的咨询人员等，都需要对其有一定的了解和认识。

黄金射频微针的工作原理比较简单，具体而言涉及3个方面：①射频的加热刺激作用；②微针的组织损伤作用；③局部皮肤损伤后修复的作用。

黄金射频微针和普通射频治疗的不同之处是，黄金射频微针的针体进入皮肤后才发射射频，这样就使热损伤的范围避开了表皮及真皮浅层的部分，减少了类似热玛吉等射频类治疗仪的从外加热的烫伤风险，这样射频的作用深度更深。同时微针的处理作用导致皮肤通道的打开，这样方便根据临床需要导入有效成分直接进入真皮从而达到治疗目的。此外，微针的损伤和射频的热损伤结合起来，激发了损伤后组织修复的具体过程，这是该仪器治疗后期获得临床疗效的重要基础。所以本章中会分别对这几部分进行阐述，至于损伤后修复的过程，其临床机制在诸多专著中已经有详细介绍，因此不再赘述。

一、射频的原理和生物学效应

（一）电磁波概述

1. 定义

电磁波是能量的一种表现形式，被广泛应用于现代科技和医疗行为中。

凡是高于绝对零度的物体，都会释出电磁波，且温度越高，放出的电磁波波长就越短。通常人们所指有电磁辐射特性的电磁波，包括无线电波、微波、红外线、可见光、紫外线，而 X 线及 γ 射线通常被认为是放射性的辐射。这些电磁波和临床实践的关系非常密切，现代医学几乎无法回避电磁波的意义和临床中的应用。

2. 常见的电磁波频段

常见的电磁波频段归纳见表 1-1。

表 1-1　电磁频段（波段）名称及范围

波段名称	频段名称	波段范围	频率范围
超长波	甚低频（VLF）	$10^5 \sim 10^4$m	3～30kHz
长波	低频（LF）	$10^4 \sim 10^3$m	30～300kHz
中波	中频（MF）	$10^3 \sim 10^2$m	300～3000kHz
短波	高频（HF）	$10^2 \sim 10$m	3～30MHz
超短波	甚高频（VHF）	10～1m	30～300MHz
微波	特高频（UHF）	100～10cm	300～3000MHz
	超高频（SHF）	10～1cm	3～30GHz
	极高频（EHF）	10～1mm	30～300GHz
	超级高频	＜1mm	＞300GHz

（二）射频概述

1. 射频的定义

射频（radio frequency，RF），是一种高频交流变化的电磁波。从本质上来说，射频与激光、强脉冲光、可见光都一样属于"电磁波"。人们日常说的"光电治疗"其实包括了光和范围更大的电磁波。

在电磁波频率＜100kHz 时，电磁波会被地表吸收，这就导致不能形成有效传输；而当电磁波频率＞100kHz 时，电磁波可以在空气中传播，并经大气层外缘的电离层反射，这就形成远距离传输能力。人们把频率范围在 300kHz～300GHz、具有这种远距离传输能力的高频电磁波称为射频。

2. 射频的频段划分

通常把每秒变化＜1000 次的交流电称为低频电流，＞10 000 次的称为高频电流，而射频就是这样一种高频电流。射频（300kHz～300GHz）是高频（＞10kHz）的较高频段，微波频段（300MHz～3000GHz）又是射频的较高频段。

（三）射频的工作原理：选择性电热作用

射频电流是受电阻影响而转化成热能的，这一点和同为电磁波的激光的选择性光热作用原理完全不同。

人体组织是一个导电体，当射频电流经人体通过组织时，组织局部对射频电流的阻力，能够使组织内的电解质离子发生极化，从而瞬间产生快速振荡，导致在电极之间产生一种沿电力线方向的来回移动与振动，这种振动可以非常剧烈，其振动程度因各种离子的大小、质量、电荷、移动速度等不尽相同，在振动的过程中相互摩擦或与周围组织等介质摩擦，通过摩擦和快速振荡产生热能，称为选择性电热作用。

基于电极头的面积很小，与体表面积相差成百上千倍，因此可认为，电极头处的电极密度比参考电极板大数百倍，其产生的热量在生物组织中的分布规律可按下述公式进行估算。

$$Q = 0.24 \times 1/r^4 \times I^2 Rt$$

r 为人体某点与电极头的距离，I 为电极头处的电流强度。由此可知，局部组织中产生的热量与深度的 4 次方成反比，也就是说，随着电极深度的增加，局部出现的热量衰减是非常显著的，这就要求电极深度和电极间距有一定规则。

（四）射频的工作模式

1. 标准射频模式

射频电能几乎全集中于电极头附近，其治疗深度总体上来说偏表浅的，但由于热传导作用，射频电极头附近的热能可以在短时间内传导到组织深层；此外由于人体微循环的关系，局部血液流动也会带走电极头之间产生的热量，因此电极头接触处的生物组织表面温度不会很高，而局部组织内部温度因为能量向内传导和持续不断蓄积而逐渐上升，这样就形成和周围组织的温差，导致热能逐渐向更深层、范围更大的组织扩散，最终达到平衡。这同时也是单极射频的组织加热原理。

射频电流作用在局部皮肤，可以产生一种反向的温度梯度，表现为表皮下方组织比表皮有更明显的温度升高，可在深层皮肤甚至皮下组织的柱状加热与收紧的同时，达到治疗目的，所以治疗时在皮肤表面的制冷或者冷敷，能够在一定程度上保护表皮层防止表皮热损伤。动物实验表明，通过射频治疗仪作用在皮肤，能使浅到真皮乳头层、深致皮下脂肪层的胶原都得到加热。

当射频电流的强度足够大、极性交换极快时，热能大量在组织内进行累积。短期靶组织内的热量蓄积，能够破坏细胞，或使组织的胶原收缩进而产生永久性损害，从而又称之为热凝固术。

2. 脉冲射频的工作模式

脉冲射频（pulsed radio frequency，PRF）是利用脉冲式发射的高频率、高电压电流在治疗区域产生波动，在此过程中局部组织温度逐渐出现较低幅度的升高。由于产生的热量已在 2 次脉冲之间进行消散，所以不会使局部温度持续在高位很久并且不可控地升高，对热损伤的范围就有一定程度的控制，增加了临床治疗的安全性，减少了对正常或者不需要加热部位的损伤。

3. 双极或者多极射频

实际临床使用中又可采用双极或多极射频，由两个或多个电极形成射频回路，可产生更加广泛的射频治疗范围，使其更加适用于大范围局部组织的加热或治疗。但双极射频的穿透深度为两个电极间距的一半，因此其治疗深度一般较浅。多极射频的穿透深度的原理和双极射频类似，其优势在于多条加热的条带，这样导致加热范围更大，而组织热弥散有限，导致组织的缓慢更大范围的加热。

（五）射频的生物热效应

1. 射频对胶原的作用

(1) 瞬间效应：当射频高频电流通过皮肤时，通过对电子运动的作用使得皮肤深层产生柱状加热。热能破坏真皮层细胞基质中胶原蛋白分子中的氢键，能改变胶原分子中三螺旋结构，产生即刻收缩效应，从而表现出提升紧致的效果，这种为即刻的效果体现。

(2) 长期效应：更为长远的效果是由于组织的热损伤到达一定阈值之后，就可以启动皮肤的损伤后再修复机制，激发真皮层成纤维细胞的活性，促进新的胶原生成，最终引起真皮层的重建与增厚，达到改善肤质、结构和外观的改变。

(3) 相关研究：Hruza 报道，射频治疗后 2 周，成纤维细胞即开始释放生长因子，后者可促进胶原蛋白和弹力蛋白的形成；12 周后，真皮浅层排列规整的弹性蛋白和胶原纤维开始逐步取代原先存在的弹性组织。而 Zelickson 发现，组织中Ⅰ型胶原 mRNA 的表达在治疗开始后稳步上升，而胶原损伤所引起的胶原合成在发生损伤后的 2～6 个月甚至更久。在射频治疗 4 个月后的局部组织标本中发现，治疗局部表皮层与真皮乳头层均有不同程度增厚，并且伴随局部皮脂腺的萎缩变小。

2. 射频对微循环及代谢的作用

(1) 射频作用于生物体后，通过其局部加热效应，可使治疗局部组织中的血管扩张、血液和淋巴系统循环加快，毛细血管壁和细胞膜通透性增加。这些作用总体上有助于微循环的改善，增加局部修复能力。

(2) 射频作用于局部，加热使组织细胞内的酶活性提高，新陈代谢加速，机体免疫系统功能增强，从而达到改善炎症反应、消除组织水肿的作用。

3. 射频的生物调节作用

(1) 射频可以通过对局部神经发挥一定的调节作用，从而降低外周感觉神经末梢的兴奋性。这种调节作用完全可以用在局部皮肤有炎性反应的情况下。

(2) 射频还可以辅助降低肌肉与纤维结缔组织的张力，可以帮助解痉、止痛。

（六）射频应用于皮肤美容领域

1. 提升紧致及抗衰老

射频技术用于提升紧致的临床疗效及安全性已经进行了多年的临床实践和探索。经过十余年的临床验证，证明射频技术不仅可以提拉紧致面颈部和特定部位的皮肤，对面颊部、下颌缘等松弛下垂而表现出比较明显的改善效应，从而显著改善老化的局部皮肤及外观和质地；还可以通过技术手段和防护措施的有效改进和提升，在确保安全性的情况下，作用在上下眼睑部位，如热玛吉（Thermage）及有负压的黄金射频微针治疗头等，在控制操作的力度和做好眼球保护的前提下，可以获得上下眼睑部位的皮肤结构和质地改善。

此外，射频可以改善眶周皱纹，对全身容易松弛下垂部位，如臀部、腹部、乳房等部位的皮肤也有不错的临床效果。射频还可以用于阴道松弛的抗衰老治疗等措施，其治疗机制还是通过局部的加热效应，达到收紧和刺激新生胶原形成的作用。

由于青年人皮肤修复能力强，所以在越年轻的人群中，针对性抗衰老治疗的实际瞬时效果和后续的胶原增生意义也就越明显，其对衰老防护的实际意义越大。老年人也可在确保没有禁忌证的情况下，在其能耐受的安全能量阈值内进行治疗，同时需要配合其他的修复措施进行处理。

一般来说，在确保安全的前提下，局部区域治疗能量越高、治疗的面积越大、接受次数越多时，能发挥的治疗作用通常越明显。但是也需要注意提升能量参数可能出现的不良反应。

2. 痤疮及相应问题

痤疮本身是常见多发问题，临床诊断名词大部分只会写"痤疮"。但是根据笔者的经验及临床医美的实际需要，对于痤疮及相应问题的命名需要更为全面和准确，因为这些不同侧重点的命名对于有效及优化治疗措施有直接关系，包括痤疮、痤疮后红斑、痤疮后色素沉着、痤疮后凹陷性瘢痕、痤疮后增生性瘢痕等几个方面的内容。通过射频治疗，可以出现皮肤收紧、皮肤毛孔缩小、色素改善、痤疮皮损减少及痤疮瘢痕改善的作用。

(1) 射频作用时产生大量热能，改善局部的微环境，能使痤疮丙酸杆菌的生长受到抑制。

(2) 热能蓄积导致局部血液循环增加，加快局部炎症物质吸收，能在一定程度促进活动期痤疮炎症的消退，也有助于痤疮后红斑的逐渐消退和改善。

(3) 热能蓄积加热，使皮脂腺短期内分泌增多，从而产生暂时性多油的外观；随后由于热刺激，导致皮脂腺在一定程度萎缩，从而使皮脂腺分泌功能受到一定程度抑制，从一定程度上改善痤疮的多油外观等表现，也进一步减少了痤疮后续反复的概率。

(4) 单纯射频是一种痤疮的补充及替代疗法，本身不具有显著的治疗意义。但是当将射频和微针结合起来，成为黄金射频微针，则获得与单纯射频很不一样的治疗意义。首先是微针所造成的损伤，是可以作为治疗痤疮的主要手段的；其次，通过微针通道导入一些抗炎成分，有助于炎性反应的消散；而对于痤疮凹陷性瘢痕来说，黄金射频微针的热损伤，可以获得类似点阵激光的治疗意义，从而对瘢痕组织产生重建、修复的促进作用，这样就可以辅助整个皮损的改善。对于黄金射频微针治疗痤疮，本书中相应章节有非常详细的阐述和说明。

3. 瘢痕修复

(1) 射频产生的热量在局部蓄积，引起局部胶原变性的同时，能够产生收缩作用，对局部瘢痕组织也有一定影响。

(2) 射频促进成纤维细胞产生新的胶原纤维，进而帮助瘢痕组织重塑。近些年双极射频、黄金射频微针或点阵射频的开发与使用，使得射频在瘢痕重建尤其是面部痤疮瘢痕修复中取得了很大的进步，也可以使用在膨胀纹等临床问题中。

4. 血管病变

射频产生的热量可以使局部的血管闭塞，因此可用于治疗血管瘤、毛细血管扩张和静脉曲张等疾病。和脉冲燃料激光相比，其优势在于耗材低廉，而且仪器设备维护起来相对更为简单容易。

5. 局部塑形

研究表明，人体的橘皮样组织经射频治疗后，脂肪细胞释放甘油增加，其组织学的形状、体积和成分，及胶原综合物等相应发生一系列变化，使脂肪减少及皮肤紧致，从而达到塑形的效果。特别在脂肪比较丰富的部位，如面颊、下颌下、腹部、臀部、上臂等，效果明显。需要强调的是，有相应腺体的部位如胸部一般禁止使用射频加热处理，此外颈部在做射频时，也需要避开甲状腺部位。

射频技术与激光塑形、颈部去脂或肉毒毒素注射等其他方法联合应用，可取得更好的美容效果。对于一切局部和筋膜张力有关的美容问题，如局部皮肤或软组织的欠佳等，使用射频可以获得更为理想的效果。

6. 理疗

由局灶性炎症或者不良生活行为习惯所引起的颈阔肌或颈部的疼痛，在接受射频治疗后可得到缓解。因此同理推断，对于一些肌肉的痉挛和劳损，如腰肌劳损等，需要通过近红外、热敷、艾灸等局部理疗行为，有些可以用射频进行替代加热理疗。

（七）皮肤美容领域常用的射频治疗装置分类

1. 单极射频

(1) 单极射频系统由一个与皮肤接触的主电极和回流电极板构成。电流从主电极经人体流向回流电极板。单极射频仪器主要有 3 个组成部件：射频发射器、手柄式治疗头和表皮冷却系统。

(2) 加热深度依治疗头的尺寸和几何形状而定。单极射频仪器将真皮加热至 65～75℃，在此温度下，可使胶原蛋白发生变性，同时表皮冷却系统可以将表皮温度控制在 35～45℃，从而使其免受热损伤。

(3) 单极射频的优点是穿透较深，可使真皮乳头层至皮下脂肪层的胶原均得到加热，是目前非侵入性紧肤治疗的金标准；缺点是有一定程度疼痛。并发症的主要原因是过多热量的传递和治疗头与靶向皮肤不完全、不均匀的接触。

(4) 小剂量多回合的治疗方式会产生同等程度或更多的胶原变性及皮肤紧致效果。使用较大、较快的治疗头，采用低能量水平、多回合的治疗方案，可以在不同程度上减轻求美者在操作中的痛感，提升其舒适度和满意度。

2. 双极射频

(1) 双极射频与单极射频的主要不同点在于其组成结构。双极射频仪器是由两个在治疗区域垂直放置且相隔较短的活动电极组成。电流仅在两个电极之间流动，穿过人体组织形成回路，故而不需要回流电极板，其电流在组织的穿透深度大约是两个电极之间的距离的一半。

(2) 与单极射频相比，这种结构的局限性在于它的穿透深度较浅，但相对而言，它又可以有较大的治疗面积、可产生更可控的能量分配和较少的疼痛感受。

3. 多极射频

多极射频装置主要有两种电极组合形式，其实质还是双极射频。只不过在系统控制的软件上，这些双极之间不一定固定，也可能会出现一定规律的变化，从而导致两个电极距离的改变，使发射的射频能量穿透范围和深度产生变化（图 1-1）。

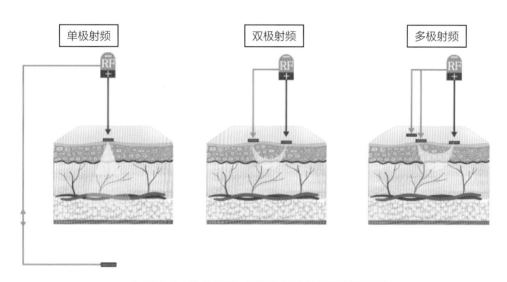

▲ 图 1-1　单极射频、双极射频及多极射频的区别

(1) 普通多极射频：实质是多个双极射频在结构上与功能上的叠加，其治疗深度与传统双极射频相比没有明显优势，但其治疗面积与射频能量可根据电极位置分布方式进行叠加。

(2) 多源相控射频：通过正负极平行排布的多对射频能量源，通过计算机设定的相控技术，有效控制射频极性有规律的改变，这样能够使局部两个双极的方向和穿透深度发生改变，从而使其穿透深度与传统多极射频相比大幅增加，因此可以在较高舒适感的前提下达到尽可能佳的治疗效果。

4. 点阵射频

(1) 点阵射频是通过电极或一系列配对微针，以点阵的模式发出射频，从而使热损伤区和非热损伤区相互毗邻（图 1-2），本质上也是双极射频。

(2) 点阵射频的主要部件有一次性治疗头手柄、射频发射仪。治疗头上平行排列的接触式电极或微针形成了一个含有多对正负电极的阵列。射频电流经皮肤在每对正、负电极针间流动，每对组合都形成了一个双极射频电流的闭合回路。

(3) 临床上点阵射频的主要类别包括在皮肤表面的接触式电极点阵射频（图 1-3A）、侵入式微针点阵射频（黄金射频微针）（图 1-3B 和 C）。

(4) 电极针并不刺入皮肤内，而是直接接触局部皮肤；所接触部位的表皮皮肤和其下方的区域被选择性加热。这种接触式电极点阵射频作用表浅，以局部加热为主的表现，可以出现角质层凝固等，表现出点状结痂（图 1-4）的外观。

(5) 侵入式微针点阵射频（黄金射频微针）是指针尖及针体刺入皮肤。由于其发射射频能量的区别，主要分为全针长范围内发射射频（图 1-5A）或者针尖发射射频（图 1-5B）两类。加热致使深层真皮胶原发生热损伤，通过激发创伤愈合的后续

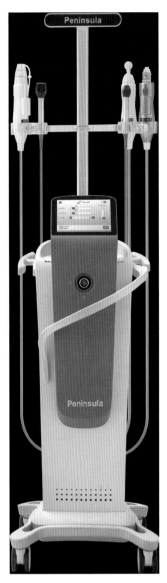

▲ 图 1-2　点阵射频仪器

一系列反应而实现胶原的重塑和新生胶原蛋白。这两种射频发射形式的不同，其意义在于热损伤的范围和层次，针体发射的加热范围要略大，而且表浅部位也会有加热导致的后续效应；而针尖发射射频的，其热损伤范围更集中在针尖周围，损伤范围较小。但是这两种点阵状损伤类似点阵激光的模式，在热损伤区中穿插存在的非热损伤区可以显著促进和加快局部创伤的愈合。

(6) 研究表明，经过点阵射频治疗，能量发射所累及的皮肤局部即刻出现凝固、坏死。能量水平越高，这种蛋白凝固的效果越明显，影响范围也就越大。增加电极针阵列的能量水平或使用电极针密度较低的治疗头，均可增加每个电极针的能量密度。此外，点阵射频的能量水平和覆盖模式也会对皮肤质地的改善产生较大的影

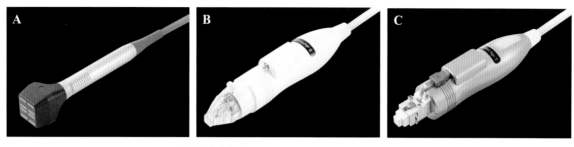

▲ 图 1-3　A. 接触式电极点阵射频；B 和 C. 侵入式电极点阵射频手具

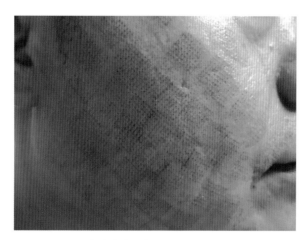

▲ 图 1-4　接触式点阵射频治疗后出现的点状结痂

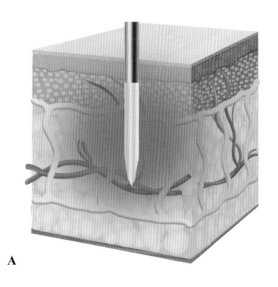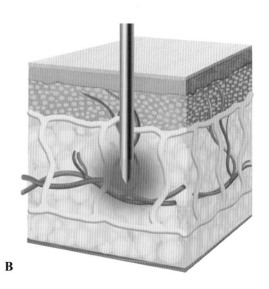

A　　　　　　　　　　　　　　B

▲ 图 1-5　A. 侵入式点阵射频全针长发射；B. 侵入式点阵射频针尖发射

响，因此和点阵激光在一定程度上类似，在点阵射频治疗中选择较高的能量水平和较低的覆盖模式，可以在一定程度提高其治疗效果，减少色素沉着的概率，降低术后修复的难度。

二、微针的原理和生物学效应

（一）微针概述

1. 微针疗法

微针疗法（microneedle treatment，MT），指在临床中利用微细针状器械实施皮肤软组织刺激或处理，以期达到治疗或美容作用的一项医疗技术，进而获得治疗及美容的效果。在使用针具造成皮肤通道打开后，可以伴随药物或有效成分药液的同步渗透或导入，以获取更好的治疗作用。

2. 微针疗法中的常用工具

(1) 微针滚轮：最为常见的美塑疗法工具。微针滚轮上面布 192 根针，通过一定力度向前推压或者向后推压手柄，将针直接刺入皮肤，通过反复滚动多次，造成皮肤表面的针眼损害，从而达到治疗的效果。有些在滚轮手柄部位连接注射器，在滚轮作用时直接将注射器内需要导入的成分释放在局部皮肤。

(2) 图章微针：图章微针是直接采取盖章模式来进行操作。这样能够确保治疗时针的走行是上下垂直，这样在治疗中不会出现对皮肤组织的斜面划伤。由于图章式治疗，相对操作速度比滚轮要慢。有些图章微针呈圆形，有些成正方形，实际上目前水光注射仪器常用的 5 针或者 9 针的针头，都可以纳入方形图章微针的范畴（图 1-6）。圆形图章微针治疗时，相邻局部几次治疗，容易出现未治疗到的局部皮肤，而追求全部治疗的话，则可能出现局部重叠次数不均匀的现象。此时可以选择方形图章微针，这样不容易出现圆形图章微针的问题。

(3) 注射器针头：根据型号的不同，临床种类比较多，有单针、3 针甚至 5 针的各种注射器针头。长度和粗细也都不同，这种多用于手针注射。一般来说，< 30G 的针头刺入皮肤时痛感轻微，但是由于更细，推药时阻力感也会增加。应该由操作医生根据所注射的不同材料选择合适的针头。

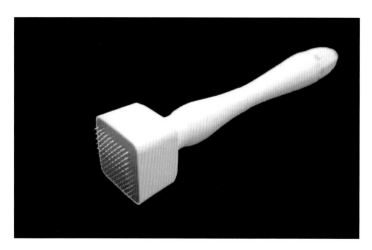

▲ 图1-6　图章微针

（二）微针的生物学效应

1. 微针损伤相关的效应

（1）表皮修复迅速：由于是针头造成的损伤，这样局部表皮损伤小，表皮细胞的修复迅速。当针眼周围表皮细胞分裂达到表皮细胞接触后，即可增生分裂增厚局部受损的表皮部分，真皮成纤维细胞的增生因此受到抑制，不会过分增生，也就不容易出现局部瘢痕增生的现象。

（2）局灶损伤效应：微针其实类似点阵状损伤，当将针眼的密度控制在一定范围内，则损伤后的修复机制可以激活各项功能，主要是成纤维细胞的增生，不除外有某些干细胞受到刺激而分化产生成纤维细胞。

（3）深层刺激效应：损伤后修复伴随的各种生长因子的产生、代谢相关的多种酶活性加强、微循环改善等，都可以理解为微针的深层刺激效应。这种刺激效应对真皮内的各种组织结构也许会出现一定的影响，如毛囊皮脂腺、毛细血管等功能。

（4）胶原新生重塑：胶原增生在微针的损伤下可以出现，而黄金射频微针治疗中，由于针尖或者针体发射射频能量，这种诱导胶原新生的能力明显增强。当真皮胶原密度增加之后，则可以出现质地、弹性等改善。

2. 通道形成相关的效应

微细通道效应：通过诸多微针通道能够让一些有效的功效性成分、产品进入及排出。不同于简单的化妆品涂抹，由于皮肤屏障功能的影响，能够进入真皮层的成分和量有限。微针治疗后有显著微孔或通透性开放，拥有及时超强有效透皮吸收能力。此时导入的成分需要确保其安全性，因为此时没有选择性吸收的能力。

微针时或者微针后 1～2 日内，此时屏障功能尚未恢复，所以涂抹或导入的不是普通的化妆品，需要充分关注其安全性和刺激性，使用无毒、无菌、无污染、无刺激、无香料防腐剂等医学类安全的功效性械字号产品。

三、黄金射频微针的发展趋势

目前，国内外几个主要仪器生产销售厂家对黄金射频微针的发展趋势和关注点各有差别。笔者根据临床工作的实际需要，认为未来的发展趋势主要集中在如下几个方面。

（一）操作仪器平台化的思维

黄金射频微针仪器可以增加功能形成一个操作平台，在这个平台上可以协同完成更多的医美诉求和问题处理，这是从商业角度增加市场占有率、仪器附加值角度、提升仪器售价的角度去考虑的。

1. 增加普通射频的治疗头，这样可以和黄金射频微针组合发挥疗程的作用。

2. 增加其余种类手具或治疗头，达到组合的效果，如针对眼部的治疗手具等、直接携带非侵入性的点阵射频治疗头等。

3. 针对不同部位的皮损开发不同的治疗头，例如对于腹部或者臀部等部位增大的治疗头的面积，增加在一定程度的能量参数，这样有助于缩短临床操作中的有效治疗时间，节约操作医生的时间和劳动强度，从而达到比较理想的治疗效果。

（二）舒适度提升

1. 普遍认为，黄金射频微针治疗的疼痛比较明显，因此为了提升舒适度，会有各种相应的治疗措施来进行处理，除了治疗过程中治疗顺序的创造性改变和使用止痛药物，研发治疗中可以透皮吸收的缓解烧灼及疼痛的产品或者药物。治疗中提升舒适度，这主要体现在治疗头设计和能量释放的顺序上。

2. 笔者设想，如果治疗头设计成为两挡深度的针头，如果深度可调最佳，则分别调整进入皮肤的针长度和相应的能量释放，这样能够将局部损伤的层次，在一个射频发射的周期内完成治疗，可以减少治疗时需要重复进行的频次，达到不同深度的有效加热作用。其热量蓄积在不同层面，安全性也有较大提升。

3. 临床对于绝缘性射频微针来说，为了在不同层次释放能量，需要调节针长度进行两重治疗。这样第二轮治疗头进入皮肤时，由于表面麻醉已经失去效应，则会感觉疼痛比较明显。对于非绝缘性射频微针来说，多次不同深度的加热，意味着真皮浅层及表皮容易加热过度，可能导致不良反应的发生。

4.如果技术上可行，还可以将针体进行分段镀膜，这样对于绝缘型针来说，只有针尖发射能量，而在针体中可以分段没有镀膜的局部，会同样也有射频发射。这样的优势，避免了非绝缘针全长能量释放，导致热损伤比较重，对表皮和真皮浅层影响明显；相对针尖发射能量的来说，射频释放更多，作用的局部范围内体现出来的效果也更为明显。

（三）适应证的改善

1. 黄金射频微针适应证的增加

通过临床上进一步深入研究，在一些适应证上增加治疗，拓展本仪器设备的治疗范围。

2. 临床操作规范的实践

随着黄金射频微针的普及，临床操作人员的训练需要积极进行，通过这种训练，收集各类资料，达到编写临床操作规范的实际目的。

（陈晋广）

参考文献

[1] 徐力勤，曹伟 . 电磁场与电磁波理论 [M]. 北京 : 科学出版社 , 2010.

[2] 高攸纲，张苏慧 . 电磁辐射的生物效应 [J]. 安全与电磁兼容 , 2002, 6:49–52.

[3] Osepchnko JM. Biological effects of electromagnetic radiation[M].New York: IEEE Press, 1984:205–210.

[4] Hsu TS, Kaminer MS. The use of nonablative radiofrequency technology to tighten the lower face and neck[J].Semin Cutan Med Surg, 2003, 22:115–123.

[5] Racz GB, Ruiz Lopez R. Radiofrequency procedures[J].Pain Pract, 2006, 6(1):46–50.

[6] Sadick NS, Makino Y. Selective electrothermolysis in aesthetic medicine:a review[J].Lasers SurgMed, 2004, 34(2):91–97.

[7] 刘洪强 . 实用射频治疗技术 [M]. 北京 : 北京科学技术出版社 , 2010.

[8] 胡大一，李占全 . 心脏电生理及射频消融 [M]. 辽宁 : 辽宁科学技术出版社 , 2008.

[9] [美] 彼得・R. 米勒，[英] 安德烈亚斯・亚当 . 肿瘤介入学 : 介入放射医师临床应用指南 [M]. 张跃伟，于海鹏，译 . 天津 : 天津科技翻译出版有限公司 , 2016.

[10] Sluijter ME. Non-thermal radiofrequency procedures in the treatment spinal pain[C]. Pain in Europe, Barcelona: 2nd Annual Congress of the European federation of IASP Chapters, 1997:326.

[11] Clasen S, Rempp H, Schmidt D, et al. Multipolar radiofrequency ablation using internally cooled electrodes in ex vivo bovine liver: correlation between volume of coagulation and amount of applied energy[J]. Eur J Radiol, 2012, 81(1):111-113.

[12] Gazelle GS, Goldberg SN, Solbiati L, et al. Tumor ablation with radiofrequency energy[J].Radiology, 2000, 217(3):633-646.

[13] McGahan JP, Browning PD, Brock JM, et al. Hepatic ablation using radiofrequency electrocautery[J]. Invest Radiol, 1990, 25:267-270.

[14] Rossi S, Busearini E, Garbagnati F, et al. Percutaneous treatment of small hepatic tumors by an expandable RF needle electrode[J].Am J Roentgenol, 1998, 170:1015-1022.

[15] Zerbini A, Pilli M, Penna A, et al. Radiofrequency thermal ablation of hepatocellular carcinoma liver nodules can activate and enhance tumor specific T - cell responses[J].Cancer Res, 2006, 66:1139-1146.

[16] Zerbini A, Pilli M, Fagnoni F, et al. Increased immunostimulatory activity conferred to antigen-presenting cells by exposure to antigen extract from hepatocellular carcinoma after radio frequency thermal ablation[J]. J Immunother, 2008, 31:271-282.

[17] 闫景彬 , 闫秀梅 , 陈斌 , 等 . 超声引导射频消融术对肝癌患者免疫功能的影响 [J]. 浙江中西医结合杂志 , 2015, 22:228-232.

[18] See-Ying Chiou, Ji Bin Liu, Laurence Needleman. Current Status of Sonographically Guided Radiofrequency Ablation Techniques[J].J Ul trasound Med, 26:487-499.

[19] 王玉兰 . 射频消融术治疗前庭大腺囊肿 / 脓肿的护理体会 [J]. 山西临床医药 , 2001, 10(6):458-459.

[20] 罗新 , 宋雯霞 , 洪莉 , 等 . 射频自凝刀靶点治疗子宫肌瘤的急性临床病理学试验 [J]. 武汉大学学报 (医学版), 2003, 24.(3):277-280.

[21] 于琳 , 赵素玲 , 莫娥清 , 等 . 射频消融术在围绝经期功能性子宫出血中的应用 [J]. 中国全科医学 , 2002, 5(2):115-116.

[22] Goldberg DJ. Laser and light[M]. Philadelphia: Elsevier Inc, 2005:43-60.

[23] Kushikata N, Negishi K, Tezuka Y, et al. Nonablative skin tightening with radiofrequency in Asian skin[J].Lasers Surg Med, 2005, 36(2):92-97.

[24] Hruza G, Taub AF. Skin rejuvenation and wrinkle reduction using a fractional radiofrequency system[J]. J Drugs Dermatol, 2009, 8(3):259-265.

[25] Zelickson BD, Kist D, Bemstein E, et al. Histological and ultrastmctural evaluation of the effects of a radiofrequency based nonablative dermal remodeling device: a pilot study[J]. Arch Dermatol, 2004, 140(2):204-209.

[26] Hsu TS, Kaminer MS. The use of nonablative radiofrequency technology to tighten the lower face and neck[J]. Semin Cut an Med Surg, 2003, 22(2):115-123.

[27] 刘丽红 , 杨蓉娅 . 射频技术原理及在皮肤美容科中的应用进展 [J]. 中国激光医学杂志 , 2008, 17(4):292-295.

[28] 刘阳子 , 杨柠泽 , 王志军 . 射频除皱技术的原理及研究进展 [J]. 中国美容整形外科杂志 , 2015, 26(2):112-114.

[29] Polder KD, Bruce S. Radiofrequency: thermage[J]. Facial Plast Surg Clin North Am, 2011, 19(2):347-359.

[30] Bassichis BA, Dayan S, Thomas JR. Use of a nonablative radiofrequency device to rejuvenate the

upper one-third of the face[J]. Otaryngol Head Neck Surg, 2004, 130(4):397-406.

[31] Beasley KL, Weiss RA. Radiofrequency in cosmetic dermatology[J]. Dermatol Clin, 2014, 32(1):79-90.

[32] Alexiades-Armenakas M, Rosenberg D, Renton B, et al. Blinded, randomized, quantitative grading comparison of minimally invasive, fractional radiofrequency and surgical facelift to treat skin laxity[J].Arch Dermatol, 2010, 146(4):396-405.

[33] 周成霞, 孙林潮, 王一臣, 等. 点阵双极射频面部皮肤年轻化治疗临床疗效及安全性观察 [J]. 中国美容医学, 2013, 22(21):2117-2119.

[34] Hruza G, Taub AF. Skin rejuvenation and wrinkle reduction using a fractional radiofrequency system[J]. J Drugs Dermatol, 2009, 8(3):259-265.

[35] Lolis MS, Goldberg DJ. Radiofrequency in cosmetic dermatology: a review[J]. Dematol Surg, 2012, 38(11), 1765-1776.

第2章 黄金射频微针的适应证及禁忌证

黄金射频微针是利用微细针状器械和射频能量，实施对皮肤软组织的治疗或美容手段。在微针释放射频能量过程中，还可进行药液或有效成分的同步导入，以增进治疗或美容效果。黄金微针具有创伤较小，治疗过程中痛感小的治疗特点。它可利用特别设计的黄金微针快速插入皮肤，在确保安全的情况下发射能量精确作用于靶组织，产生强大的热作用，作用到真皮层，对人体的伤害是在操作人员的控制中，能够避免不良反应的发生。

每种治疗方法都有其可以治疗的疾病或症状，这些疾病或症状即为该药物或治疗方法的适应证。禁忌证则是适应证的反义词，指该治疗方法不适宜应用于某些疾病、情况或特定的人群。通常适应证的确定和延展，临床医生会在掌握仪器设备和机制的前提下，逐渐拓展应用并逐渐总结归纳。就禁忌证而言，如果将黄金射频微针的禁忌证分为绝对禁忌证和相对禁忌证，对于临床实践中达到更为准确临床上对症分析治疗以达到更好的治疗效果，会有积极的意义。

一、黄金射频微针的适应证

黄金射频微针的绝对适应证指它所能直接治疗的疾病范围，也是它的适应证。实际上，该仪器的适应证比较广泛，基本上对于全身的皮肤都可以进行治疗，如果做好消毒措施而且减少头发的阻挡作用的话，则头皮较厚的部位也可以考虑使用。早期治疗更多的是作用在局部皮肤，但是眼皮部分除外，当随着技术的发展和进步，半岛黄金射频微针采用负压技术，把上下眼睑部位皮肤吸起后发射射频能量，所以也可以治疗眶内皮肤。

总体上来说，目前适应证集中在如下几个方面，当然随着治疗经验的增多，适应证的范围也在逐渐增加。

（一）痤疮

痤疮是毛囊、皮脂腺的一种慢性炎症性皮肤病，主要与皮脂产生增多，毛囊口上皮角化亢进、毛囊角栓形成等有关。其临床表现多为粉刺、炎性丘疹脓疱、结节囊肿等。

1. 对于炎症期痤疮

首先，可以利用微针打开皮肤通道，将具有抗炎作用的有效成分直接作用于皮损位置，减少其他给药途径所带来的药物吸收减少和代谢增加造成的损失。再者，微针可以打开毛囊角质代谢通道、减少毛囊角栓堵塞的概率。此外，射频可以通过对皮脂腺的直接刺激和加热作用，对其结构和功能造成一定影响，从而减少皮脂的分泌，这样有助于痤疮损害的恢复，减少后续痤疮皮损的发生概率。

2. 对于痤疮后期凹陷性瘢痕改善

微针可以刺激胶原激活效应，同时射频在引起各种粒子振动过程中相互摩擦与周围的介质摩擦，产生热量选择性作用于真皮深层和深层的纤维间隔，引起胶原纤维的收缩和新生胶原的生成，达到组织修复的目的，从而改善痤疮凹陷性瘢痕的表现。

3. 临床体会

根据笔者临床实践中的体会，黄金射频微针治疗炎性痤疮，疗效非常满意，特别是顽固性痤疮。对于使用其他治疗方法效果不理想、对常规治疗抵抗的痤疮，使用黄金射频微针则可以获得理想的效果（图 2-1）。

（二）抗衰老

1. 衰老

目前是医美、生活美容受众咨询和关注的热门。衰老主要出现皮肤松弛下垂等表现，主要是随着年龄的增加及重力的持续作用，加上光老化等因素的参与，局部皮肤组织由于原有韧带支撑力下降、胶原纤维逐渐老化变性等含量减少、肌肉体积减少、脂肪萎缩及骨性结构随着重力的逐渐变化，这些综合因素导致几乎全身的皮肤松弛，这种松弛下垂的现象在某些轮廓线部位更为明显。此外还有一些无法回避

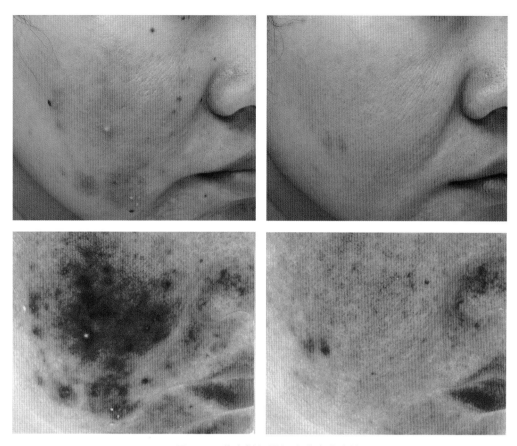

▲ 图 2-1　黄金射频微针治疗痤疮疗效
治疗前（左）；2 次治疗后（右）

的客观因素，如环境、激素变化、新陈代谢的影响、精神心理压力等，在不同程度上都可以加重衰老的表现。

2. 黄金射频微针抗衰老

黄金射频微针通过针和射频能量的双重作用，既可以刺激纤维收缩，又可使胶原新生和重排，从而出现提升抗衰老的效果，达到紧致和抗衰的意义；此外还能使毛孔收缩，提升皮肤细腻程度。与其他抗衰方法相比，黄金微针通过镀有黄金的细小绝缘微针，在保护表皮的基础上将射频能量无损地送至真皮层，有助于达到最佳的治疗效果（图 2-2）。

（三）膨胀纹及妊娠纹

1. 膨胀纹形成的原因

膨胀纹形成可出现在妊娠中晚期、过度肥胖或青春期快速发育的人群。这类人群的肌肉在短期内过度膨大或生长速度过快，导致皮肤弹性纤维发生断裂，肌肉之

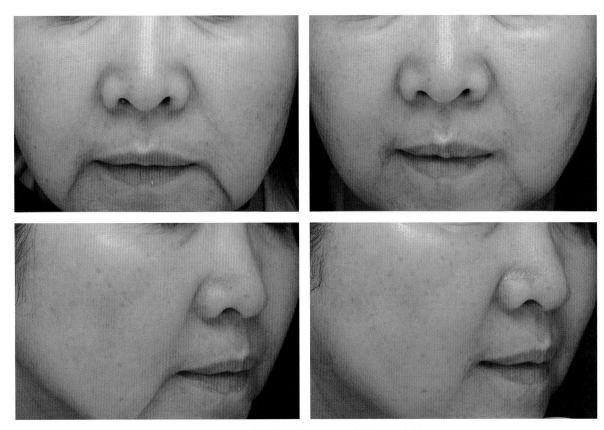

▲ 图 2-2 黄金射频微针用于面部年轻化疗效
治疗前（左）；单次治疗后 1 月（右）

间也发生不同程度的分离，结果在腹部、四肢等部位的皮肤上出现了粉红色或紫红色的不规则纵行裂纹。虽然在妊娠期或青春期后，当体重、身高趋于稳定，断裂的弹性纤维可以逐渐得以修复，但是很难恢复到先前的皮肤状态。

2. 目前接受度较广的治疗手段

点阵激光在治疗膨胀纹中是经典方法，临床有一定的效果，但是色素沉着的风险比较高。黄金微针则是近几年新兴起的美容技术，不良反应小、痛感较轻且术后恢复期短，很可能会取代点阵激光成为膨胀纹的首选治疗方案（图 2-3）。

3. 黄金射频微针的作用机制

利用射频仪发射的电磁波作用于皮肤真皮层，使皮肤中胶原内双极水分子产生高速震荡，形成内加热，热能作用于真皮深层组织。热刺激一方面使胶原纤维收缩让皮肤达到立即紧致的效果，另一方面通过改善微循环来刺激胶原和蛋白重塑、新生。微针的人为微创伤可启动皮肤自身组织的修复和再生功能，这种刺激有效引起胶原纤维收缩，从而达到即刻紧致的效果，后期还可以进一步促进新生胶原的形

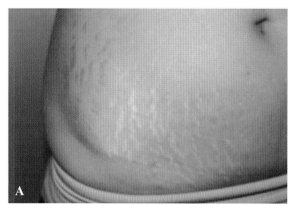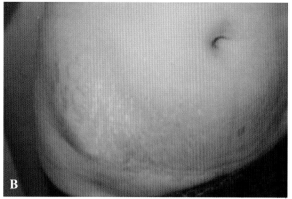

▲ 图 2-3　黄金射频微针治疗妊娠纹疗效

A. 第一次黄金微针治疗前（2015-01-28）；B. 第二次黄金微针治疗术后 10 天（2015-03-08）

成，改善皮损的外观（图 2-4）。

（四）颈纹

1. 颈纹的诱因

颈纹出现往往有一些主观和客观的因素。不正确的姿势、长时间低头均会引起颈阔肌紧张而造成皱纹加重。除此之外，自然老化和光老化及重力作用会使颈部皮肤逐渐失去弹性。皮肤变薄、松弛，及皮肤厚度、颈阔肌和皮下脂肪厚度都与颈纹有一定相关性。此外，还有少部分颈纹与先天遗传因素有关，例如父母容易出现颈纹，则该求美者的颈纹会在比较幼小的年龄出现。

2. 目前的主流处理方法

对颈部横纹采用微创填充方法，填充的材料包括透明质酸、胶原和自体脂肪。自体脂肪可以对颈横纹填充有良好的效果，可能填充 1~2 次就能达到改善颈横纹的效果，但是填充技术难度较大，临床上很难使求美者满意。

除自体脂肪外，其余的填充材料均属于异体材料，不仅可引起过敏等风险，由于体内长期异物慢性刺激，还可能产生局部炎症、异物反应及其他更为严重后果的风险，因此应该警惕。黄金微针提供了一种无须填充的治疗方式。

3. 黄金射频微针作用

微针的微损伤可以刺激胶原增长，改善胶原断裂，通过一些肉毒毒素的导入，可以达到放松颈阔肌，提升颈部的作用；射频也可以改善颈部形态，减少脂肪的堆积。双管齐下，初次治疗即可观察到非常不错的疗效，不管是单次治疗时间的长短，还是疗程的时长，均远远短于填充治疗所需时间（图 2-5）。

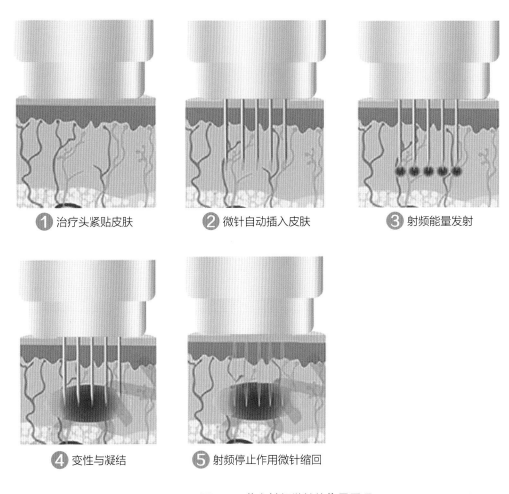

① 治疗头紧贴皮肤　　② 微针自动插入皮肤　　③ 射频能量发射

④ 变性与凝结　　⑤ 射频停止作用微针缩回

▲ 图 2-4　黄金射频微针的作用原理

（五）腋臭

　　目前认为，腋臭系腋窝大汗腺分泌产物经细菌分解而产生的难闻气味。手术治疗一直是治疗腋臭的主要手段，然而临床上仍然有部分患者术后效果不佳。微创抽吸是在局部肿胀麻醉下，经皮肤戳孔放置抽脂针管对腋区皮下行负压抽吸。尽管该方式为微创操作，但仍属于手术治疗方法，损伤较大，也有一定的误工期。

　　黄金射频微针则是通过装载多孔微针治疗头的手柄，激发微针垂直刺入腋区皮肤并释放热能，达到破坏大汗腺目的的一种腋臭微创治疗方法。另外，黄金微针治疗相对来说比较简单，对身体的损伤较小，恢复时间比较快，同时减少了术后腋下瘢痕组织形成的概率，对于临床推广相对容易许多。

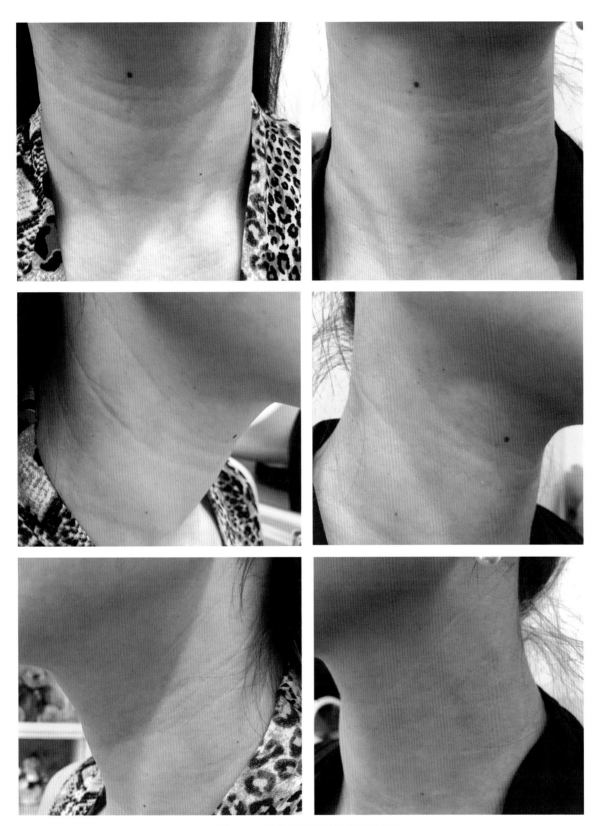

▲ 图 2-5 黄金射频微针治疗颈纹疗效
治疗前（左）；治疗后（右）

（六）炎症改善

1. 常见的皮肤炎性问题

面部常见的炎性问题，如脂溢性皮炎、糖皮质激素依赖性皮炎、季节性皮炎、敏感皮肤等，都和面部局部的炎性反应基础和程度密切相关。

2. 对于皮肤炎症问题的常规治疗

临床上，对于这些皮肤炎性反应，大多会采用口服抗生素、外用抗炎药物如免疫抑制药等进行治疗，通常会配合部分修复性产品。但是很多皮肤炎症患者已经常年用药，由于耐药和皮肤屏障问题，临床上往往反复发作，治疗效果很难尽如人意。

3. 黄金射频微针

利用机械刺激，可激活自身抗炎修复机制，加速炎症的自我修复，从而改善局部的炎性反应。临床上部分激素依赖性皮炎通过黄金射频微针的治疗，可以获得非常理想的改善（图 2-6）。对于神经性皮炎、慢性湿疹等炎性疾病，特别是当局部组织增厚时，通过黄金射频微针的干预，然后配合术后某些药物的导入，会获得非常良好的效果。

二、黄金射频微针的绝对禁忌证

黄金射频微针的绝对禁忌证，指射频微针可引起部分兼有其他疾病或处于特殊期的患者的严重并发症。医生在对患者进行术前问询和检查时，对存在以下禁止指征的人群来说，应绝对禁止使用。

这些绝对禁忌证，可以按照其性质和内涵的不同进行划分。

（一）植入材料存在

1. 体内有金属心脏起搏器植入者

由于黄金射频微针在刺入皮肤后会释放射频，射频能量场容易引起心脏起搏器等植入性金属器械的短暂失灵，所以了解患者的既往治疗史，对排除危险隐患非常重要。

2. 体内有金丝植入者

早期生活美容有做金丝植入抗衰老的治疗者是射频治疗的禁忌，因为射频作用

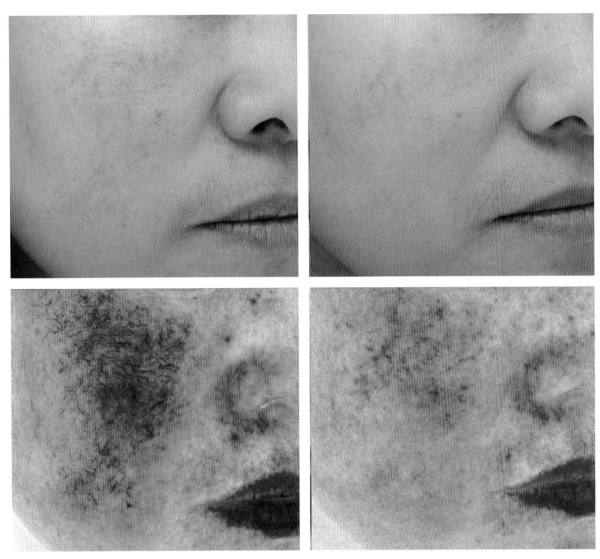

▲ 图 2-6　黄金射频微针进行敏感皮肤修复疗效
治疗前（左）；2 次治疗后（右）

后金属局部发热会比较明显，从而容易出现损伤，所以此条禁忌同样也适用于黄金射频微针。

3. 有骨关节金属假体植入者

骨科内固定的各种金属板材、金属螺钉、颅骨钛板，均是射频的禁忌指征。如有骨科内固定金属，当恢复后通过手术去除内固定，去除后则可以正常进行黄金射频微针治疗。

4. 皮肤内有不明注射物

如果拟治疗的局部皮肤内早期有过注射不明原因物质，长期持续存在的话，需要考虑是否为氨鲁米特的可能，此时不建议在局部进行黄金射频微针的处理，避免治疗后这些不明原因物质受到刺激而在局部引发反应，或者沿着针眼持续排出，从而影响组织愈合。建议首先进行不明注射物去除术，等恢复后可以考虑进行。

（二）求美者特殊时期

1. 妊娠期女性

求美者在操作过程中由于存在紧张、疼痛等刺激，产生的应激反应往往会诱发宫缩，故在治疗前要详细询问求美者近期有无备孕计划，是否处于妊娠期或哺乳期。因为目前的射频治疗也会常规把妊娠列为绝对禁忌证，所以对于妊娠期女性来说，黄金射频微针必须列为绝对禁忌证。

2. 哺乳期女性

考虑到早期哺乳期女性可能因疼痛导致乳汁分泌减少，所以不建议进行；而一般来说，哺乳期超过10个月的女性在充分沟通的情况下，可以作为相对禁忌证，如果求美者需要可以考虑进行。

（三）特殊疾病状态

1. 严重心脏病、甲亢、癫痫、瘢痕体质及有出血倾向及凝血机制差者

对于存在心脏病、癫痫等疾病的求美者而言，治疗时产生的疼痛、过度紧张或者焦虑会诱发其原有心脏病或癫痫的复发，此时需要急救处理，所以列为禁忌证。对于严重甲亢患者，在其临床症状未得到良好控制的情况下，也需要作为禁忌证。如果求美者有出血倾向、凝血机制差，或1周内服用抗凝血药物，易因微创产生出血，也不建议进行射频微针的治疗。

2. 糖尿病、自身免疫性疾病、正在或曾经系统服用糖皮质激素或者免疫抑制药者

糖尿病患者存在伤口愈合时间延长或者感染风险增高的隐患，治疗时的疼痛等应激反应可能导致血糖波动。当血糖控制比较理想时，可以作为相对禁忌证，如果求美者坚持进行，并且经过有效沟通并获得知情同意后，可以考虑进行处理。但由于免疫抑制的人群术后感染的可能性会增加，所以一般避免刺激。

3. 白癜风、银屑病、扁平苔藓等可能发生诱发同形反应的皮肤病患者

同形反应指在疾病进行期中，针刺、搔抓、手术等操作可导致受损部位出现典型白癜风、银屑病或扁平苔藓的皮疹。如果因为治疗导致这些皮损泛发，则后期治

疗的迫切性会额外增加，所以有同形反应的疾病，应该避免黄金射频微针治疗。如果求美者知情同意，在疾病控制良好的情况下可以考虑。

4. 其他

特殊过敏体质及特殊家族遗传疾病者。

三、黄金射频微针的相对禁忌证

相对禁忌证没有绝对禁忌证的要求高。虽然黄金射频微针治疗可能会因患者的既往病史或其他原因而造成不良反应，但通过求美者的理解和配合，医生积极规避风险，也能达到不错的治疗效果。对于黄金射频微针技术，只要患者不在疾病暴发期或加重期，并且掌握好利与弊的关系，可以对其进行权衡治疗。所以，相对禁忌证需要医患双方都进行额外的重视和理解，努力把治疗及治疗相关的不良反应等风险降到最低，而不是因禁忌证而无法再进行这一类的治疗。具体对相对禁忌证的突破，需要医疗技术、临床经验、求美者皮肤状态的整体把控。

（一）有局部病毒或者细菌、真菌感染的病史

1. 既往在操作部位有过单纯疱疹的病史

在治疗中易因射频刺激导致疾病的复发，应仔细考量，根据其发生的状态，在采取适当的预防性措施之后，如治疗前数日内规范口服针对性抗病毒药物，方可进行治疗。

2. 面部红斑

需要尽量根据皮损特点，排除不典型的体癣等浅表真菌感染。如果检查明确真菌感染的因素，则可以考虑进行有效的抗真菌治疗，随后可以进行黄金射频微针的处理。

3. 局部感染

一些大的局部感染，如疖肿、痈等，是黄金射频微针局部治疗的禁忌证，但是如果只是局部因为痤疮出现的丘疹或者小脓疱的损害，则不将其列为禁忌，并且可以在充分沟通的情况下进行治疗。

（二）黄褐斑活动期

对于有黄褐斑的求美者，如果其处于活动状态时，不管是否进行治疗刺激，局

部皮损都可能加重，所以我们需要借助一些检查工具，还要与求美者进行详细的沟通交流（充分了解其防晒、情绪、睡眠等相关因素），以明确黄褐斑是否处于活动状态及黄褐斑皮损区的炎症状态，排除因各种诱发因素导致黄褐斑加重的风险。不论是否进行活动期黄褐斑治疗，都会在随后的1～2个月内出现色斑加重，此时如果进行治疗，则会被默认为是黄金射频微针的不良反应。所以从减少术后的纠纷可能性来说，黄褐斑活动期需要准确判定。一旦怀疑黄褐斑在活动期，或者近期有日光暴晒史，将其列为相对禁忌也是合适的。

（三）局部瘢痕结节

当操作部位出现瘢痕组织，必须要观察其他部位有无瘢痕增生。通过询问其家族史，观察胸前、肩背部等张力较大的部位特点，简单判断求美者是否为瘢痕体质。如果明确是瘢痕体质，而且近期增生比较活跃，则不建议进行处理。

此外即便是瘢痕体质，个人的皮肤状态也不会一直呈现增生的趋势。如果近期皮损稳定而且没有增生的可能，在进行口服预防药物如曲尼司特的情况下，可以考虑进行处理。如果配备有浅层 X 线设备的情况下，也可以进行处理，随后采用浅层 X 线积极干预。

（四）三叉神经痛、偏头痛等病史

面部局部黄金射频微针治疗，可能对这两类疾病有诱发的可能，需要提前与求美者进行沟通。如果需要进行治疗，则可以提前使用药物预防性处理这两类疾病。

（五）治疗部位急性炎症反应

当治疗局部有肿胀渗出的情况下，特别是面部皮肤有炎性反应，不应该立即进行黄金射频微针治疗。当皮肤处于敏感的急性阶段，红斑、肿胀明显时，首先需要进行对症处理，消除局部肿胀和红斑渗出等表现。

对于既往存在湿疹或者接触性皮炎病史的求美者，如果皮肤最近处于一个相对稳定的状态，也无诱发和加重的因素，可以根据求美者的诉求进行权衡，给出一个合适的治疗方案。

（六）操作区域存在文身

如果局部文身色素存在，一般不建议进行局部黄金射频微针的处理。这主要是担心局部诊疗对色素代谢有影响，会影响文身的外观。如果是陈旧性文身，而且求美者有重新文刺计划的话，则可以放心进行处理。

（王丽娟）

参考文献

[1] Yohei Tanaka. Objective Assessment of Skin Tightening Using Multisource, Phase-Controlled Radiofrequency in Asians[J]. Journal of Cosmetics, Dermatological Sciences & Applications, 2013, 3(1).110–116.

[2] 陈敏, 徐进前, 等. 黄金微针联合外用透明质酸及表皮生长因子在面部皮肤年轻化中的应用 [J]. 中国美容医学, 2019, 269(05):105–107.

[3] 苏戈, 周汛. 黄金微针结合水光针联合外用 rb–bFGF 改善面部肤质老化的皮肤镜观察 [J]. 四川大学学报 (医学版), 2017, 48(005):792–795.

[4] 张涤生, 赵平萍, 刘根娣, 等. 面部皮肤提紧术 112 例报告 [J]. 上海医学, 1984, (11):621–624, 683.

[5] 姚美华, 王聪敏. 光子嫩肤术后应用补水仪面部皮肤保湿效果临床观察 [J]. 中国美容医学, 2012, (11):1558.

[6] 张丽丹, 林玲, 曾菁莘, 等. 黄金射频微针治疗面部痤疮瘢痕的疗效评估 [J]. 中华皮肤科杂志, 2018.

[7] 熊文龙, 张良. 微创抽吸与黄金微针治疗腋臭术后复发患者的疗效观察 [J]. 中国医疗美容, 2019.

[8] Ong M, Bashir SJ. Fractional laser resurfacing for acne scars: A review[J]. British Journal of Dermatology, 2012, 166(6).

第 3 章　黄金射频微针的术前评估

在所有的皮肤美容临床治疗中，术前评估都是非常关键的。准确有效的术前评估是成功治疗、减少纠纷的关键点。一般来说，正确的术前评估其实包含了对求美者皮肤状态的判定、其临床所接受的求美治疗经过、未来数日内有无重要活动等，这些都要在术前评估中给予充分的肯定和明确。

一、黄金射频微针的术前评估重要性和评估原则

在实际临床接诊过程中，术前评估其实包含在临床接诊中的各个环节。对于术前评估的重要性，再怎么强调都不为过。因为这些评估过程，对临床医生的要求、对求美者具体的美容要求，都是需要深入有效且充分的沟通。

其实术前评估的最主要目的，是选择合适的适应证、明确具体的期望值、评估求美者个人消费实力，结合这几个方面选择最为匹配的治疗项目，在实施过程中，努力使治疗措施能够发挥最大化的作用。

（一）术前评估的重要性

1. 术前评估有助于减少术后纠纷

(1) 业界普遍认为，术后纠纷的发生主要有两个方面的因素：一个是大众的认知误区，将术后正常出现的治疗后反应当作是不良反应；还有一个是因为适应证选择不合适、治疗强度过大等导致的不良反应出现。但是普遍人群由于受到各类不完全正确信息的误导，会把这两部分都认为是术后不良反应，因此产生的术后纠纷比实

际上应该计算在内的纠纷会多出一部分。

(2) 在术前评估的过程中，充分告知求美者什么是正常的术后反应，其应该有的表现和恢复情况，这样能够减少这一类的术后纠纷。同时还需要告知求美者，真正的术后不良反应的表现，如果出现异常且必须要进行处理的不良反应时，求美者应该在早期积极寻求操作医生和护士的帮助以及处理，而不是以消极拖延为主的处理。

(3) 术前评估有助于准确了解求美者的期望值，选择那些更为理性的求美人群，然后给予充分的沟通交流和教育，让他们认识到此类治疗的优势和不足之处。由于皮肤美容需要多次和反复处理，因此需要让求美者了解，在绝大部分情况下，皮肤美容问题需要周期性处理，也需要多种处理措施整合进行。

2. 术前评估能够提升求美者的满意度

(1) 术前评估，能够充分了解求美者的实际需求，明确其是要求特别显著的改善效果，还是仅仅以保养为主。这种需求的不同，代表了求美者对于实际操作可以达到的效果有不同的期望值。在剔除那些过高期望值的人群后，在理性沟通的基础上，选择合适的治疗参数和仪器设备，同时配合做好术后修复的各个环节内容，可以达到非常理想的治疗效果，从而提升求美者的普遍满意度。

(2) 在术前评估和沟通中，对于求美者所关心的实际问题，如痛感是否明显、术中术后有无出血、是否会肿胀红斑等，都需要充分说明。随后在操作前、操作中、操作后，进行一系列的处理措施，辅助减轻求美者的紧张程度，切实减轻求美者的不适感，提升治疗的体验度。

（二）术前评估的原则

1. 全面评估

术前全面评估，是完成一项治疗并获得求美者认可，以及满意度提升最重要的基础，也是必不可少的。如果是首次接受治疗的求美者，在治疗前必须进行全面的评估；如果是既往接受过治疗的求美者，已经在相关机构做过相应的处理，而且信任度比较好，则在完成全面评估的基础上，适当增加近期皮肤状态的评估，并在随后进行有侧重的术前规范化评估。

(1) 详细询问病史：了解个人的健康状态，需要具体明确有无糖尿病、高血压、心脏病、脑血管疾病等；对于可能影响治疗及恢复的疾病，包括自身免疫性疾病、甲状腺疾病等，都需要详细询问并记录。

另外，需要询问有无癫痫等神经电生理相关的问题。对于可能因为治疗时候紧张、疼痛等诱发的某些疾病，都需要注意回避。

射频治疗注意，需要求美者体内无金属植入物，如骨关节、钛等合金等。所以病史的询问非常关键。

(2) 求美者的心态和有效沟通能力评估：求美者的心态是必须给予一定关注的地方。一般而言，对于国内部分求美者，其所获得的医疗美容信息、效果、安全性等不一定准确，而这些在他们心中已经形成并不科学和客观的观念和认知，某些时候会有超级不切实际的效果需求，需要在术前评估时给予额外注意。

近年来，出现抑郁症、焦虑心态等的人群越来越多，而求美者在此类人群中占有一定比例，因此和他们的沟通就显得非常关键。需要明确了解他们心理状态，优先建议他们获得心理医生或者相关精神心理卫生专业的医生或者机构的帮助。此时，求美治疗相对没有心理状态的调整更为急迫和紧要。为避免和减少术后可能出现的纠纷，需要在治疗前进行充分的评估，了解其心理状态。

(3) 必须明确治疗时没有妊娠：如果拟进行治疗，则尽量在治疗疗程期间避免怀孕。这种担心有两个原因，一个是治疗时候的疼痛、表面麻醉使用等对妊娠可能的影响；此外就是在妊娠期中进行任何治疗都需要评估其安全性，所以必须确保没有妊娠时方可进行治疗。

2. 重点突出

(1) 对于黄金射频微针要处理的局部皮肤状态：根据求美者的主要诉求，黄金射频微针处理时需要进行重点关注。首先是关注需要改善的皮损范围、皮损的严重程度、皮损的分级等表现。对需要改善皮肤的主要皮损明确之后，更进一步需要了解其皮下局部范围内的炎性反应严重程度。

(2) 对要处理的局部皮肤周围及邻近部位皮肤适当描述：要处理的局部皮肤评估，见下一章节。主要评估的是拟治疗区域内的、可以被黄金射频微针纠正和改变的皮肤外在表现，因此就需要具备充足的皮肤病学功底和能力，这样才能进行合理的评估。对其治疗部位的邻近部位评估，牵涉到后续可能的外观上的改变，这样可能影响到对效果的有效评判。

某些时候，面部治疗会引起邻近部位的相应变化，特别是炎症性问题情况下，例如部分人群在额部及眶周治疗后，尽管眼睑部位没有处理，但是也会出现眼睑水肿的表现；部分人在面部处理后，下颌及颈部也会出现部分皮损，同时伴随瘙痒脱屑等反应出现。所以对于相邻部位皮肤也需要关注。

（3）对求美者感兴趣的区域部位，进行部分评估：理论上，黄金射频微针可以处理全身除甲状腺、乳腺之外的全部皮肤。所以如果有实际需要，完全可以根据求美者的个人兴趣或者求美关注点，来确定是否需要深入地沟通并给予相应的处理。这种分析不只是针对选择黄金射频微针，而是根据实际情况，有目的的选择具有治疗效果的仪器设备和产品，达到对求美者尽量全面而有侧重的处理。至少要告知求美者这些信息，以便后期他们有更多的选择。

二、黄金射频微针面部治疗评估

黄金射频微针操作最常见的部位是面部，所以面部具体情况的评估是非常重要的。针对不同面部情况和美学问题，都分别有针对性的评估，但是总体上这种评估不能离开与求美者有效的沟通。这种沟通来自于求美者个人的整体诉求，以及治疗医生对求美者皮肤状态的整体判断、对其精神心理预期的把控，以及对仪器设备的治疗能量、治疗深度、局部解剖、预期疗效和治疗后反应及恢复过程的详细了解。

（一）黄金射频微针面部评估的要点

1. 面部痤疮相关的评估

针对痤疮的评估包含如下几个方面，主要需要明确：就诊时痤疮皮损的严重程度、病史中痤疮皮损的严重程度、痤疮患者的生活习惯、痤疮患者的心理因素、痤疮患者的治疗经历及治疗后反应。此外，笔者在临床工作中注意到一些特殊表现的痤疮，其评价时的关注点和普通痤疮有所不同，如合并敏感皮肤的痤疮、激素依赖性皮炎相关的痤疮等，临床评价非常有必要强调对一些额外的发病相关因素的了解。

（1）痤疮的严重程度：痤疮的严重程度一般根据皮损来进行分级。在接诊中需要注意调查的是，求美者之前痤疮暴发过程中，临床上最为严重的一次的具体皮损情况。

痤疮临床分级中，最为常见的是 Pillsbury 方法（表 3-1）。

而中国皮肤科专家提出的分级方法和标准如表 3-2 所示，分为 3 度 4 级。

对于这两种方法，在临床上有一定的便捷之处，但是不能简单套用。因为从微粉刺到粉刺是逐渐生长扩大的过程，而医生对求美者的诊断只能以就诊当天所看到的皮损为主来确定。但是从病情的发展来看，这是一个动态变化的过程：今天按照

表 3-1 痤疮的分级（Pillsbury 方法）

分 级	皮疹类型	皮疹总数（个）
I 级（轻度）	粉刺为主，少量丘疹、脓疱	< 30
II 级（中度）	粉刺、丘疹、浅脓疱	30～50
III 级（中度）	丘疹、脓疱、少量结节	50～100，结节 < 3
IV 级（重度）	结节、囊肿性痤疮或聚合性痤疮	> 100，结节 / 囊肿 > 3

表 3-2 痤疮的分级（中国）

分 级	皮疹类型
1 级（轻度）	仅有粉刺
2 级（中度）	除粉刺外还有炎性丘疹
3 级（中度）	除粉刺、炎性丘疹外还有脓疱
4 级（重度）	除粉刺、炎性丘疹及脓疱外还有结节、囊肿或瘢痕

标准来看可能诊断为重度；如果未接受治疗，下个月按照标准来看则可能诊断为中度。医护人员在诊疗过程中，心中必须有这个动态变化的意识，才能更为准确地预估和把握病情。

此外，这两个分型分级表格也有矛盾的地方，例如某位求美者可能全部表现为粉刺，皮损数目远超 100 个，按照中国的标准为 1 级，但是按照 Pillsbury 方法则应该为IV级，其治疗的方法和力度完全不同。

(2) 痤疮患者的生活习惯调查：痤疮患者的生活习惯调查，主要集中在以下几个方面。

① 调查作息习惯和生活习惯。主要调查有无熬夜、不规律作息，有无经常出差等因素。规律的作息习惯有助于预防痤疮的皮损暴发或者不规律的冒痘现象。

② 调查痤疮患者的饮食习惯。主要关注点在于痤疮的饮食禁忌方面。整个社会普遍的认知是，痤疮患者不能吃辛辣刺激的食物、牛羊肉、海鲜等。但根据国外的研究结果显示，痤疮患者需要注意的饮食习惯主要在于限制糖分的摄入及牛奶的摄入，而辛辣刺激的食物对某些明确会加重皮损的人来说需要有所限制，如果没有加

重则不需要过分关注。

牛奶中主要含有胰岛素样生长因子，会导致雄激素产生增多，增加皮脂腺的分泌，从而加重痤疮的表现，所以痤疮人群最好限制奶制品的大量摄入，对于脱脂牛奶也同样进行限制。酸奶中同样含有胰岛素样生长因子，而普通酸奶中往往含有不少于 8% 的糖分，所以同样需要减少。

糖分摄入增加会导致痤疮炎性皮损的出现，所以需要管控食物中的糖分摄入，减少垃圾食品、饮料的摄取，如减少吃糖、含糖的凉拌菜等，减少含糖分比较高的水果摄入。

(3) 痤疮患者的心理因素：具体包括以下几个方面。

① 由于痤疮疾病本身并没有对患者产生生命威胁，人群中的关注度普遍不足。但是根据目前现状，痤疮对个人最为主要的影响仍然是痤疮皮损导致的心理异常表现，间接影响个体的社会交往及心理健康等。

② 痤疮可导致常见心理异常表现。一般来说，痤疮皮损的反复出现，以及其漫长的病程，加之在青春期处于心理生理发育阶段的人群心理关注程度不足，自我调控能力较差，这些因素综合起来，容易导致患者出现不同程度的焦虑、抑郁，甚至是偏执型人格的心理状态。此时对痤疮患者最为全面的评估需要医护人员在接诊时，充分注意痤疮求美者的心理状态，如果发现抑郁、焦虑等表现比较明显，尤其是已经有较为明显的心理异常的情况下，则需要建议其寻求心理医生的帮助。待心理状态改善之后，方可安全进行痤疮的处理。

③ 痤疮暴发阶段，特别是在生理期阶段暴发的痤疮，由于女性在生理期时的心理状态会较为敏感，此时加上皮损对外观的影响，以及皮损本身炎性反应造成的异常，容易导致出现抑郁加重的现象，需要特别给予重视。此时寻求专业帮助非常关键，必要时需与求美者家人及心理医生取得沟通和交流，避免求美者出现极端的反应。

如果治疗中一旦出现痤疮暴发，求美者对医护诊疗技术和水平的信心会大打折扣。有效的术前沟通和预防性处理，能够减少这种心理异常的出现。

(4) 痤疮的治疗经历及治疗后反应：痤疮的病程往往比较漫长，一般自青春期开始就有长期的治疗经历。需要了解的主要包括个人生活护理及处理痤疮的经历，如有无清洁过分的表现，清洁习惯和清洁工具的具体情况等也需要关注。

此外需要了解，求美者在什么机构进行过痤疮的处理，所用的处理手段如何，是以药物治疗为主，还是以医美手段为主。如果药物治疗为主，需要详细询问用过什么药物，有无系统性使用异维A酸的治疗及口服抗生素的治疗，这些措施的疗效如何。如果是外用酸类产品及医美手段处理，则使用过哪些仪器设备，治疗后的反应，到目前为止的疗程及治疗后的改变等，这些都需要关注。

如果在治疗中有痤疮的暴发，则需要注意导致暴发的诱因，并进行详细地询问。这样有助于对痤疮的全面了解和把控。

(5) 特殊痤疮的评估：这主要是指合并敏感皮肤的痤疮、激素依赖性皮炎相关的痤疮等。除了评价痤疮的严重程度外，还需要了解面部的炎性反应状态，以及敏感皮肤的表现，如红斑、烧灼、紧绷、刺痛等的严重程度，同时敏感皮肤的分级评价也需要被纳入。

对于激素依赖性皮炎的相关痤疮，需要询问并了解导致其成为激素依赖性皮炎的诱因，是由于外用激素药物、口服或者系统性使用激素药物，还是由于外用非法添加激素的一些膏类产品，或者一些不合格的护肤品等因素。

对于口周痤疮及与生理期关系密切的痤疮来说，详细了解其发生诱因及缓解因素，有助于痤疮整体周期的把控，在合适时机选择治疗，这样不太容易诱发或者加重。

2. 面部衰老相关临床表现的整体评估

近年来一些抗衰老的非手术治疗项目如热玛吉、热拉提（Thermolift）、FOTONA 的 4D 等治疗措施的普及很广泛，在人群中影响力很大。但是在临床工作中发现，部分人群接受此类仪器设备治疗后，可能会有效果不明显的感受和反馈，这样会造成一部分的临床纠纷出现。实际上，我们去反思这部分纠纷的直接原因，即包括术前沟通和评估不到位的因素。

对于抗衰老的人群主要诉求，根据年龄段不同，认知程度也有所不同。操作医生需要着眼在求美者自己最为在乎和关注的衰老外在表现，以及接诊医生所看到的求美者当时衰老表现，通过沟通达到对衰老严重程度的认知共识才是最需要注意的。

众所周知，衰老的表现会随着年龄的增加而逐渐出现。

(1) 人们注意到的衰老通常是之前没有发现，由周围人群或者自己突然经历一些事情之后发现，这样容易给人感觉衰老的出现是突然而至的。实际上，衰老永远是潜移默化地出现。衰老最先可以被注意到的，多以面部整体皮肤松弛下垂的表现为主，具体表现为下颌缘轮廓不如原先清晰、法令纹加深延长等。

(2) 评估整体的衰老，如颞部凹陷、眶下凹陷、鼻唇沟变深延长、双侧颧骨下方凹陷、木偶纹等。这些部位任何一处出现异常，就会引起外观上衰老的感受。这是从总体上对衰老的直接评估，但是具体到对求美者的实际处理过程中，需要整体设计、分步实施才是最为合适的，这样兼顾到整体求美效果的同时，还可以获得比较大的满意度提升。

(3) 在个体衰老外观的评估过程中，需要充分考虑到双侧不对称的因素。由于长期姿势导致胸椎或者颈椎受力不均匀、拔牙、单侧咀嚼、表情肌肉力量不对称、侧身睡眠等诸多因素的作用，部分人群可能会出现面部双侧不对称的衰老表现，容易让求美者觉得单侧衰老更为严重。

(4) 黄金射频微针治疗中凹陷部位的评估需要注意凹陷的范围和程度，以及相邻结构的外在表现。这是非常重要的，因为考虑到黄金微针治疗会有可能和热玛吉类似的出现凹陷局部加重的现象，所以治疗时应该对凹陷部位有选择性回避。具体体现在局部治疗遍数和深度的把控上，以及凹陷外周部分的操作细节处理上，这样的治疗不容易出现凹陷的加重，反而可以改善凹陷（图 3-1）。

3. 面部衰老相关表现的细节评估

(1) 眶下凹陷及泪沟的评估：眶下区域是人体衰老的重点表现部位，也是最容易寻求医美治疗的解剖单元。造成眶下凹陷的主要原因包括眶内脂肪的疝出、眶下区皮肤或皮下脂肪的萎缩、眶部眼轮匝肌及韧带的收缩或松弛、周围骨质的吸收造成眶下的凹槽或凹陷。

① 泪沟位于眶下缘 2～3mm，解剖上将内眦至瞳孔中线的眶缘内侧 1/3 区域定义为泪沟，临床上将瞳孔中线以内的区域定义为泪沟，体表投射位于眶部眼轮匝肌和眼睑部眼轮匝肌之间的凹槽（图 3-2）。

② 睑颊沟也是沿眶缘的眶部眼轮匝肌和眼睑部眼轮匝肌之间的凹槽，瞳孔中线以外的区域凹槽称睑颊沟。真性韧带起自于外侧眶缘的增厚部分，止于瞳孔中线外侧的眼睑部和眶部的眼轮匝肌之间。外侧韧带较内侧韧带更易松弛，这是解剖差异性决定的。但是实际上，造成这类患者泪沟出现的原因主要归结于颧脂肪垫的凹陷。有些青年人的颧脂肪垫薄，局部随着衰老会出现轻微移位，越往内侧移位，眼轮匝肌之间的轮廓就会越明显，而泪沟正好位于脂肪垫的上方，因此造成泪槽畸形，需要以容量注射为主的方法来改善。

(2) 法令纹的评估：在法令纹、鼻唇沟的评估中，常规的评估方法是 Genzyme 分级，根据法令纹的严重程度分为 0～5 级（图 3-3）。

0 级：完全没有皱纹。

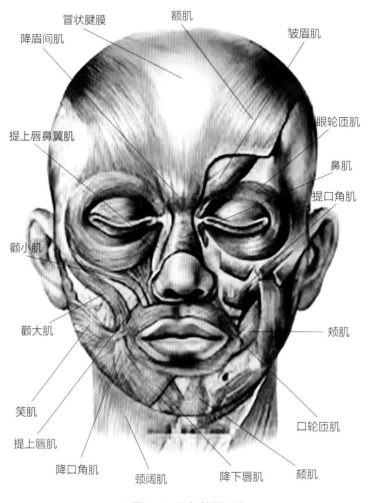

冒状腱膜　额肌　皱眉肌

降眉间肌

提上唇鼻翼肌　　眼轮匝肌

鼻肌

提口角肌

颧小肌

颧大肌　　颊肌

笑肌

提上唇肌　　口轮匝肌

降口角肌　　颏肌

颈阔肌　降下唇肌

▲ 图 3-1　面部解剖示意

1 级：可以觉察到的皱纹。

2 级：浅表皱纹。

3 级：中等深度皱纹。

4 级：深皱纹，边缘明显。

5 级：深皱纹延伸长度达到或者超过唇角水平处，边缘明显皱褶。

但是在实际临床工作中，求美者容易出现双侧法令纹不对称的表现，表现为长短不一、深浅不一、延伸长度两侧有一定差别等。因此在描述沟通法令纹时，需要增加双侧是否对称的内容，并且标注出哪侧更深、哪侧更长。这样在后续的抗衰老治疗中可以有所侧重，也容易获得求美者的理解和合作。

(3) 鼻基底分级评估：鼻基底凹陷是指鼻头部位，特别是鼻翼和面部交界部位底盘较低而形成的凹陷，具体包括鼻小柱基底、鼻基底、鼻孔基底（图 3-4A 和 B）。

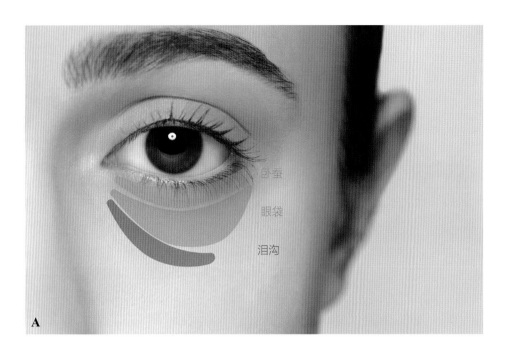

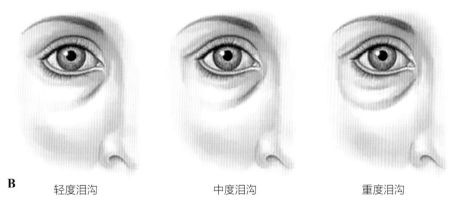

| 轻度泪沟 | 中度泪沟 | 重度泪沟 |

▲ 图 3-2
A. 泪沟；B. 泪沟的分度

特别在东方人群中，部分人鼻基底天生比较低，这与面中部鼻孔周围骨质的发育有一定关系，其结果是导致面中部看起来凹陷明显，也更容易造成假性法令纹的外观。如果上颌骨发育较突出，上嘴唇前突，会加深鼻基底在视觉上的凹度（图 3-4C）。

人体在老化过程中，骨性结构特别是面部骨骼的再吸收会导致骨膜后缩，面部韧带和肌肉通过骨膜的附着位置也会缓慢相应移动，导致这些结构失去或者改变其力学作用，如眼眶孔径面积和上下骨缘之间宽度的增大，出现眼眶凹陷变深，加重泪沟的局部表现。鼻部骨骼再吸收，会导致梨状孔变大，表现为鼻基底塌陷，在因年龄增大出现软组织下垂后再次加深法令纹。

所以在评价法令纹的同时，必须对鼻基底给予充分的重视。这样才能做到更为

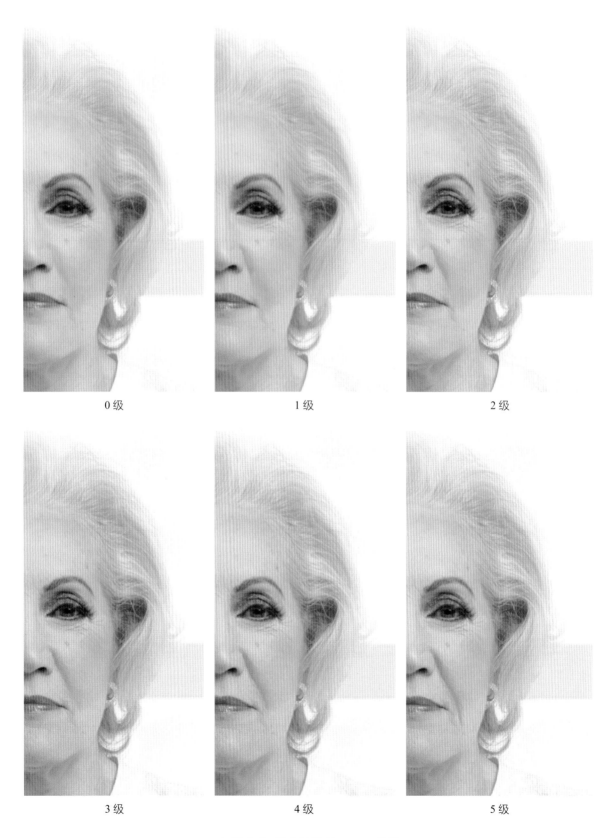

0 级   1 级   2 级

3 级   4 级   5 级

▲ 图 3-3 　法令纹的 Genzyme 分级

准确和精致的评估（图 3-4D）。

（4）颞部凹陷的评估：颅骨老化对颞部凹陷的影响并不显著，而求美者的遗传特性、先天性营养不良、后天发育不全、颞部脂肪垫的丰满程度欠佳、衰老或外伤等，均有可能导致颞部的骨性组织或软组织凹陷，头皮可以逐渐出现松弛的表现。但是实际上，影响美观的颞部凹陷的主要原因是，随着年龄增加颞部脂肪萎缩，直接导致颞部外观上的凹陷更为明显，在一些青年和中年女性都可以看到。

从外观上来说，很难按照凹陷的具体范围和形态对颞部凹陷程度进行客观划分（图 3-5）。根据临床经验，如果凹陷导致颅骨、颧骨、颞骨部位围绕的中央区凹陷明显，则骨性结构显露，严重影响外观美观。

所以在颞部凹陷的评估中，其凹陷的范围是首先需要划定的。例如，凹陷是否延伸并且累及眉外侧上方区域，此处凹陷在颞部凹陷改善之后，会和周围反差比较明显。

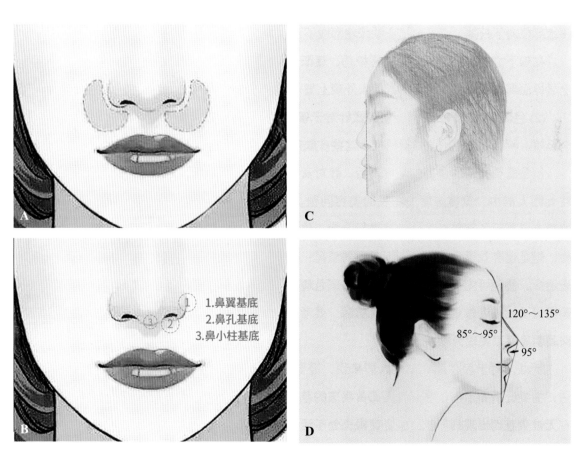

▲ 图 3-4

A 和 B. 鼻基底的构成；C. 鼻基底凹陷；D. 鼻基底的完美角度

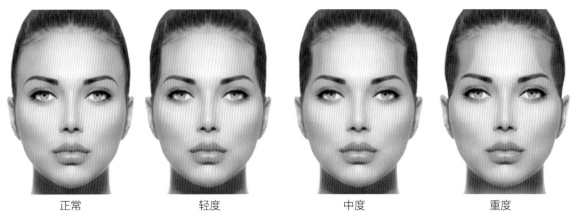

| 正常 | 轻度 | 中度 | 重度 |

▲ 图 3-5　颞部凹陷的分级示意图

4. 面部其他问题的评估

(1) 下颌缘的评估：下颌缘部位容易出现衰老的表现，多为局部颊脂肪垫的松弛下垂，以及衰老相关的骨性结构和韧带的改变，导致下颌缘向外下松垂，伴随出现的结构改变，是口角外侧有"羊腮"状外观；同时在颈阔肌的持续牵拉作用下，下颌缘部位向下松弛，明显出现下颌缘轮廓线不清晰，导致面部出现衰老的外观。

在颏下方的组织局部脂肪容易松垂，逐渐出现双下巴等比较明显的外观。整体上显得面部和颈部交界不清晰，使人外观上显得衰老，不够干练。

(2) 色斑情况的评估：黄金射频微针对于雀斑、咖啡斑、太田痣、褐青色斑等完全无效。所以如果使用该仪器治疗，这些皮肤疾病状态评估完全不需要进行。

但是需要强调的是，在治疗前后，针对黄褐斑的全面有效评估非常关键。因为在女性人群中，黄褐斑属于高发的美容问题。在黄褐斑的诊疗过程中，几乎所有的激光仪器设备都曾经尝试对其进行治疗，临床上达到一定的色斑改善效果比较容易，但是也有效果和满意度都不理想的情况；而使用高能量或者损伤比较严重的激光治疗，甚至可能引起色素沉着或黄褐斑色斑加重的表现。这是由于治疗激惹导致黄褐斑诱发或者加重，表现为色素加深，或者原肉眼不可见的黄褐斑皮损部位出现肉眼明显可以发现的皮损。

所以，对于存在黄褐斑的人群来说，需要在进行黄金射频微针治疗前进行评估，主要分析和了解该求美者面部黄褐斑的范围和严重程度，了解潜在黄褐斑部位有无被激惹而出现的可能，确定黄褐斑处于活动期还是稳定期，避免在活动期进行较为强力的损伤性治疗。在黄褐斑静止期使用黄金射频微针也需要注意避免激惹，可以提前给予口服氨甲环酸等药物或使用抗氧化剂。

3. 敏感皮肤、皮肤炎性表现的评估

黄金射频微针属于有损伤治疗，大部分医生在面对敏感皮肤时，一般不会在面部直接使用，因为很多人觉得这种损害进一步加重了皮肤的损伤。实际上，在敏感皮肤或者玫瑰痤疮、激素依赖性皮炎等治疗中，笔者应用微针治疗和射频等结合，获得非常不错的临床效果。因此作为微针和射频治疗的结合体，黄金射频微针肯定是可以用来治疗的。

(1) 对敏感肌肤严重程度进行评分：一般来说，常规将敏感和炎症表现分为轻、中、重度，利用半定量的方法，将敏感皮肤、玫瑰痤疮或者激素依赖性皮炎的表现，如瘙痒、紧绷、灼热、刺痛等几个方面，分别按照 0～3 分进行 4 分法评分，0 分为没有症状，1 分为轻度，2 分为中度，3 分为重度，这 4 个方面加起来超过 8 分为重度敏感皮肤，3～7 分为中度，1～3 分为轻度。

(2) 不同敏感程度的治疗选择要点：对于轻度敏感皮肤，可以相对比较放心地进行黄金射频微针治疗；对于中度敏感皮肤，可以考虑较轻的刺激、偏深层的刺激，也就是选择的针长相对较长，同时选择针尖发射射频能量的治疗头，避免全针发射射频。同时治疗重复遍数，也就是损伤造成针眼的密度，也需要在一定程度上进行控制。

（二）黄金射频微针面部评估的注意事项

1. 在黄金射频微针的适应证范围内注意选择

评估时，要在黄金射频微针的适应证范围内选择求美者，避免一机多能的沟通技巧和措施。当然，为了给求美者综合设计和整体改善，可以搭配黄金射频微针及其余治疗项目等组成组合的项目，这些项目就能够在治疗的不同方面充分发挥作用。

2. 根据治疗侧重点的不同，选择合适的针长及操作遍数

根据治疗目的的不同，黄金射频微针的治疗参数选择都需要有所调整，主要参数包括针长、能量密度及治疗遍数等，而不是完全相同的长度、重复遍数。需要具体问题具体分析，考虑脂肪厚度、局部有无皮韧带分布走行、有无血管神经的走行等，综合选择合理的治疗参数。

三、黄金射频微针颈部治疗评估

有些人认为，颈部是女性的第二张脸。女性对于面部的关注和处理最多，而颈部和面部相邻相接，因此，往往接受面部治疗的求美者对颈部也有一定程度的重视，特别是那些松弛、下颌线不明显、存在颈纹的人，除了对面部加以关注外，其颈部也有很大概率会接受美容治疗，所以针对颈部的评估也很关键。将评估结果告知给求美者，并且记录在病历非常重要。

（一）颈部皮肤及外观评估的要点

1. 颈纹的评估

(1) 颈纹的严重程度分级：按照半定量的方法比较容易实现（图 3-6）。

0 级：肌肤细腻平滑。

1 级——无：无可见的皱纹，只见连续的皮肤纹线。

2 级——轻度：皱褶浅，但可见，呈轻微的凹痕，局部皮肤折纹细小。

3 级——中度：较深的皱褶，颈部折纹清晰，自然情况下折纹可见，颈部伸展时折纹消失。

4 级——严重：非常长且深的皱褶，折纹显著。

5 级——非常严重：极深且长的皱纹，且有垂坠状褶皱。

(2) 颈纹范围的划分：常规来说，颈纹是存在于颈部的皱褶，一般累及的部位为颈部前方、双侧部，但是在临床实践中也发现一些颈纹的范围会超出上述范围。造成这些皱纹超出常规范围的原因，与局部颈阔肌的范围和力量，影响颈部活动的肌肉长期受挤压有密切的关系。

① 颈纹延伸过长表现为一些人的颈纹能够延伸向下颌角后上方，并且累及耳垂下后方头颈交界部位上的乳突部皮肤，部分颈纹直接累及项部，也就是越过颈部侧面而到达项部皮肤。

② 颈胸交界部位的皱纹也比较常见，表现为颈部和胸部交界部位出现凹陷的颈纹，这种勉强也可以归入颈纹的范畴。

③ 上胸部皱纹表现为上胸部的皮肤有类似胸骨样走行的凹陷皱褶出现，这种按照部位的划分，应该归入胸部纹。但是在临床实际处理中，往往胸部纹会和颈纹一起进行处理，这也是我们需要关注的地方。

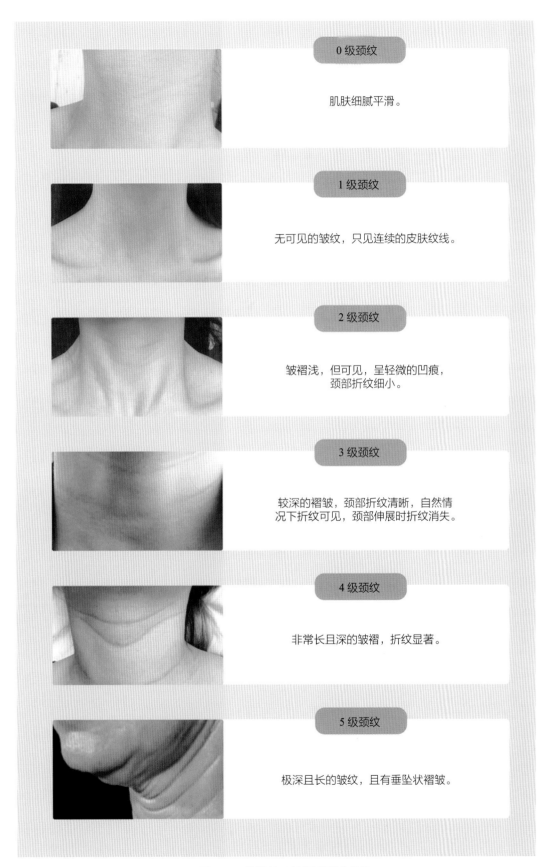

0 级颈纹

肌肤细腻平滑。

1 级颈纹

无可见的皱纹，只见连续的皮肤纹线。

2 级颈纹

皱褶浅，但可见，呈轻微的凹痕，颈部折纹细小。

3 级颈纹

较深的褶皱，颈部折纹清晰，自然情况下折纹可见，颈部伸展时折纹消失。

4 级颈纹

非常长且深的皱褶，折纹显著。

5 级颈纹

极深且长的皱纹，且有垂坠状褶皱。

▲ 图 3-6　常规的颈纹严重程度分级

2. 颈部外观的评估

(1) 需要面诊，在自然光线下观察颈部皮肤，明确有无丝状疣、脂溢性角化、樱桃状血管瘤等细小但皮损很多的疾病，并注意其数目的多少。

(2) 观察颈前部有无甲状腺手术后留下的瘢痕，如果有瘢痕则注意其有无挛缩，有无局部粘连等表现。

(3) V 形区的观察，观察有无该区域的皮肤光老化表现，如潮红、毛细血管扩张等表现。

(4) 项部皮肤的观察，侧重看局部有无神经性皮炎的苔藓化表现、项部光老化表现是否明显，其次是有无丝状疣、樱桃状血管瘤等病变。

3. 颈部松弛程度评估

(1) 松弛程度和颈纹有关，但是不一定完全同步，所以对于松弛也要给予关注。

(2) 造成颈部松弛主要有两个原因，一是下颌缘和下颌以下部位的皮肤松弛，以及局部脂肪萎缩的结果，这在一些人中会造成火鸡脖的外观；二是由于颈部脂肪天生相对疏松，导致颈纹之间的组织膨出感明显，由于膨出和凹陷的反差，导致颈纹相对而言更深。

(3) 颈部不同部位的皮肤松弛程度和弹性本来不同，一般来说下颌以下和颈部外观交界处、颈部胸部交界处皮肤牵拉伸展幅度更大。

（二）颈部评估的注意事项

1. 通过对颈部、V 形区、项部皮肤外观的观察，能够发现求美者是否注重防晒，对其以后的生活细节和日常护肤可以提供一定的指导价值。

2. 颈纹评估，需要注意观察几个方面，这样更为详细。

(1) 站立平静状态下平视观察，或者令求美者平躺，正常体位观察，这样可以看到颈纹的日常外观。

(2) 收下颌时观察，此时由于下颌以下部位肌肉收缩的作用，可以发现局部 1～2 级的颈纹出现，而在一般状态下这种颈纹并不明显。这在术前评估时能够让颈纹的数目更为准确和具体，而且在临床上有一定的前瞻性。

(3) 为了更为详细地观察侧面颈纹的严重程度和延伸，需侧方向转头，然后观察颈纹的走行和深度。对侧亦然。

(4) 做口角下拉、颈阔肌全部收缩的动作，观察此时颈纹的表现，同时注意上胸部皱纹的范畴。

(5) 注意颈纹的对称程度，一般来说，颈纹双侧完全对称的不多，多数人左侧和右侧的颈纹严重程度，甚至是颈纹条数目都有差别，造成这种不同的原因可能和长期的颈部收紧动作有关，也可能和颈阔肌本身的发育有关系。

3. 观察颈纹中间皮肤的膨出程度及色泽。

(1) 如果两条颈纹中间相夹的组织比较疏松，则导致颈纹凹陷，此时由于凹陷局部接受外在光线暴露较少，所以色泽相对较白皙。这种情况下，即便是通过填充或者黄金射频微针处理之后，局部仍然会和周围皮肤的色泽不同，外观上仍能体现出差异。所以要注意观察膨出程度，并且需要在处理颈纹时对求美者进行告知。当颈纹处理之后，随着凹陷部位逐渐隆起暴露于日光及紫外线下，原来较淡的颜色和周围反差会逐渐减小。

(2) 对于颈纹之间组织疏松膨出明显的人，进行黄金射频微针、聚焦超声、热玛吉等处理可以获得一定的效果；对于更为明显的人，可以配合射频及部分具有溶脂作用的成分使用。一般来说，颈部并不推荐进行抽脂处理。

四、黄金射频微针身体治疗评估

对于躯干部位的黄金射频微针治疗，多集中在腹部、项背部等皮肤组织隆起部位，而四肢部位的处理更多见于蝴蝶袖、膨胀纹等表现。需要强调的是，乳腺及副乳部位不建议进行黄金射频微针的处理，因此需要回避。蝴蝶袖、项背部皮肤组织隆起，在相应的章节会进行阐述，本章不做赘述。

（一）腹部评估

单纯的腹部脂肪肥厚并不首选使用黄金射频微针治疗，而是选择进行抽脂手术处理，但是对于恐惧抽脂手术的求美者来说，可以进行考虑。此外，腹部松弛下垂普遍会出现在分娩之后的女性，对其而言，腹部曲线的局部塑形是非常受到关注的。

妊娠纹是常见的永久性真皮损害，大部分无临床症状，主要危害是影响美观，因而存在明显的心理和治疗挑战。妊娠纹最常见于腹部、胸部、臀部和大腿，发生率达 11%～88%。急性期妊娠纹表现为红色／紫红色皮损［红纹,（striae rubrae, SR）］，可隆起并有瘙痒、异常感觉等临床症状；慢性期妊娠纹［白纹,（striae albae, SA）］有色素减退性皮肤凹陷，一般无自觉症状。

1. 腹部松弛分型（图 3-7）

(1) 轻度松弛型：表现为皮下脂肪的少量堆积、腹直肌轻度分离、妊娠纹及可见的皮肤松弛。处理上可选择非手术的治疗方式，包括饮食控制、积极进行体育锻炼等。

(2) 中度松弛型：表现为皮下脂肪的中等量堆积、腹直肌的明显分离、腹壁筋膜的弛缓、大量妊娠纹及明显皮肤松弛。治疗上可选择体育锻炼及饮食控制，非手术的处理措施如多极射频、黄金射频微针等，可以作为疗程项目，进行数次治疗；如果求美者对外形的需求明显，而且可以耐受手术，则可以考虑美容腹壁整形术、腹部脂肪抽吸术等。在接受治疗之后，术后锻炼及术后饮食控制都是必需的。

(3) 重度松弛型：表现为超过身体其他部位比例的一种悬垂松弛性腹壁。通常由于过度松弛而呈现"围裙"状，其摆动悬垂会对正常生理活动有所障碍。这种需要腹壁手术来完成，目的是切除大"围裙"和脂肪层，以维持腹壁的功能。

2. 腹部松弛行黄金射频微针的观察及评估要点

(1) 腹部外观的评估：进行腹部处理的绝大部分为分娩后人群，所以妊娠纹的严重程度基本上决定了腹部的外观。

(2) 妊娠纹 STM 分级如下。

1 级：纹路极细，呈粉色，无凹凸感。

2 级：纹路较细长，呈红色或深红色，凹凸感不明显。

3 级：纹路长且宽，呈深紫色，伴随轻微凹凸感。

4 级：纹路呈波浪形或松树皮状，白色或银白色，凹凸感明显。

(3) 妊娠纹六级分级法如下。

1 级：几乎没有妊娠纹，在无论行立坐卧，甚至用手挤压、揉捏，小腹都平坦光滑。

2 级：轻度妊娠纹，腹部肌肤看上去很光滑，但只要稍加施力，可以见少许很细的纹。

3 级：中度妊娠纹，平躺时肉眼看不出太多的妊娠纹，站立时妊娠纹比较明显。

4 级：重度妊娠纹，无论平躺或站立，妊娠纹纹路都清晰可见。

5 级：极度妊娠纹，凹凸不平的纹理，妊娠纹密集、宽窄不同、长短不一。

6 级：多次妊娠陈旧性极度妊娠，发生在多次怀孕生产的女性，妊娠纹密集，腹部粗糙下垂。

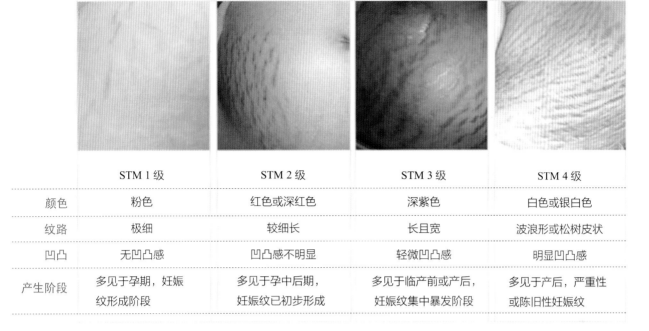

	STM 1 级	STM 2 级	STM 3 级	STM 4 级
颜色	粉色	红色或深红色	深紫色	白色或银白色
纹路	极细	较细长	长且宽	波浪形或松树皮状
凹凸	无凹凸感	凹凸感不明显	轻微凹凸感	明显凹凸感
产生阶段	多见于孕期，妊娠纹形成阶段	多见于孕中后期，妊娠纹已初步形成	多见于临产前或产后，妊娠纹集中暴发阶段	多见于产后，严重性或陈旧性妊娠纹

▲ 3-7　妊娠纹分级

（二）膨胀纹评估

1. 一般青少年在发育过程中会出现膨胀纹的表现，多表现在四肢部位，女性可以出现在乳房发育阶段，胸部也可以出现。早期表现为红色条纹状，后期变为苍白色。如短期内出现体重迅速增加、肥胖等因素，也可以导致膨胀纹出现，这和妊娠纹的发生有一定类似之处。

2. 对于膨胀纹来说，可以参考妊娠纹的 STM 分级进行评估。

3. 一般接受治疗的膨胀纹，多为苍白后期的表现，通过美塑疗法、点阵激光、黄金射频微针等处理，均可以获得一定的效果。

（三）剖宫产瘢痕及相关损害评估

由于中国剖宫产的比例较其他国家及地区显著偏高，因此在腹部评估中，也应重视剖宫产瘢痕的评估。

1. 剖腹产瘢痕评估

剖宫产之后，剖宫产瘢痕必然形成，但是由于怀孕阶段的子宫膨胀速度不同、个人皮肤张力、使用腹带的持续时间、个人体质等因素综合作用，导致瘢痕的程度有所不同。有些人瘢痕部位和周围组织平复，外观不明显；有些人则会出现局部增生条状隆起的表现。实际上，如果希望改善隆起并不太明显的瘢痕组织，点阵激光、黄金射频微针均可以列入治疗选择。

2. 剖宫产瘢痕上方组织松垂

随着年龄增加，女性容易出现下腹部脂肪堆积，进而出现腹部膨出的表现。而局部剖宫产瘢痕的存在，对局部脂肪组织有一定的约束作用，这种局部牵拉力量导致脂肪不容易膨出。但是对于横向剖宫产瘢痕来说，其下方不容易出现腹部膨出，但是其上方往往会有局部膨出相对比较明显的特点，从而出现悬垂状的外观，这也是影响腹部美观很重要的因素。对这一局部的处理，牵涉到腹部的局部塑形。一般来说，可以考虑黄金射频微针、溶脂、美塑疗法等进行。

（周　宇）

参考文献

[1] 刘佳，黄艳平，智艳平，等 . 点阵射频微针应用于面部年轻化的临床观察 [J]. 中国皮肤性病学杂志，2019, 33(01):104-108.

[2] 仇雅璟，王咏莹，马刚，等 . 点阵射频微针改善下面部与颈部松弛的初步临床研究 [J]. 中国美容整形外科杂志，2019, 30(03):29-32.

[3] 窦文婕，杨青，殷悦，等 . 点阵射频微针的临床应用及其进展 [J]. 中国美容整形外科杂志，2019, 030(010):602-604.

[4] 李曼，朱威 . 点阵射频的临床应用进展 [J]. 实用皮肤病学杂志，2018, 11(06):39-42.

[5] 严蕾，刘刚 . 黄金射频微针在面部年轻化的临床应用 [C]//2017 中国中西医结合学会医学美容专业委员会年会 .

[6] 孙雯佳，吴家强，项蕾红 . 点阵射频在皮肤美容领域的应用 [J]. 中华皮肤科杂志，2016, 49(10):751-754.

[7] 俞满昌 . 侵入式点阵射频在皮肤年轻化治疗中的应用 :40 例临床观察报告 [J]. 中国美容整形外科杂志，2015, 26(003):156-158.

[8] Gentile RD, Kinney BM, Sadick NS. Radiofrequency Technology in Face and Neck Rejuvenation[J]. Facial Plast Surg Clin North Am, 2018, 26(2):123-134.

[9] Zhang M, Fang J, Wu Q, et al. A Prospective Study of the Safety and Efficacy of a Microneedle Fractional Radiofrequency System for Global Facial Photoaging in Chinese Patients[J]. Dermatol Surg, 2018, 44(7):964-970.

[10] Lu W, Wu P, Zhang Z, et al. Curative effects of microneedle fractional radiofrequency system on skin laxity in Asian patients: A prospective, double-blind, randomized, controlled face-split study[J]. J Cosmet Laser Ther, 2017, 19(2):83-88.

[11] Clementoni MT, Munavalli GS. Fractional high intensity focused radiofrequency in the treatment of mild to Moderate laxity of the lower face and neck: A pilot study[J]. Lasers Surg Med, 2016,

48(5):461-70.

[12] Park SY, Kwon HH, Yoon JY, et al. Clinical and Histologic Effects of Fractional Microneedling Radiofrequency Treatment on Rosacea[J]. Dermatol Surg, 2016, 42(12):1362-1369.

[13] Sadick, Neil, S. Nassar, et al. Bipolar and Multipolar Radiofrequency[J]. Dermatologic Surgery, 2014, 40(12S).

[14] Zheng Z, Goo B, Kim DY, et al. Histometric analysis of skin-radiofrequency interaction using a fractionated microneedle delivery system[J]. Dermatol Surg, 2014, 40(2):134-41.

[15] Lee KR, Lee EG, Lee HJ, et al. Assessment of treatment efficacy and sebosuppressive effect of fractional radiofrequency microneedle on acne vulgaris[J]. Lasers Surg Med, 2013, 45(10):639-47.

[16] Seo KY, Yoon MS, Kim DH, et al. Skin rejuvenation by microneedle fractional radiofrequency treatment in Asian skin; clinical and histological analysis[J]. Lasers Surg Med, 2012, 44(8):631-6.

[17] Shin JU, Lee SH, Jung JY, et al. A split-face comparison of a fractional microneedle radiofrequency device and fractional carbon dioxide laser therapy in acne patients[J]. J Cosmet Laser Ther, 2012, 14(5): 212-7.

[18] Bonjorno AR, Gomes TB, Pereira MC, et al. Radiofrequency therapy in esthetic dermatology: A review of clinical evidences[J]. J Cosmet Dermatol, 2020, 19(2):278-281.

[19] Lee SJ, Goo JW, Shin J, et al. Use of fractionated microneedle radiofrequency for the treatment of inflammatory acne vulgaris in 18 Korean patients[J]. Dermatol Surg, 2012, 38(3):400-5.

[20] Alexiades-Armenakas M, Rosenberg D, Renton B, et al. Blinded, randomized, quantitative grading comparison of minimally invasive, fractional radiofrequency and surgical face-lift to treat skin laxity[J]. Arch Dermatol, 2010, 146(4):396-405.

[21] Hantash BM, Renton B, Berkowitz RL, et al. Pilot clinical study of a novel minimally invasive bipolar microneedle radiofrequency device[J]. Lasers Surg Med, 2009, 41(2):87-95.

[22] Hantash BM, Renton B, Berkowitz RL, et al. Pilot clinical study of a novel minimally invasive bipolar microneedle radiofrequency device[J]. Lasers Surg Med, 2009, 41(2):87-95.

[23] Alexiades-Armenakas M. Rhytides, laxity, and photoaging treated with a combination of radiofrequency, diode laser, and pulsed light and assessed with a comprehensive grading scale[J]. J Drugs Dermatol, 2006, 5(8):731-8.

第4章 黄金射频微针的操作流程

所有治疗项目的操作流程都包括术前准备、术中操作、术后修复三个大的环节。在黄金射频微针的治疗中，这三个环节同样存在，也都是成功治疗的重要环节，需要临床上给予充分重视。

一、黄金射频微针的术前准备

（一）档案建立

1. 档案建立

(1) 记录求美者的全部皮肤问题及影响美容的主要方面，明确其主要想解决的皮肤问题。这些都是在详细询问病史和沟通的基础上获得的信息。

(2) 一些肉眼没有发现的皮肤问题，通过皮肤检测后可以发现。这些问题求美者可能完全将其忽略，最好也在档案中记录。

(3) 针对皮肤问题制订的详细的治疗方案，包括不同问题的诊疗方案及时间安排等。

(4) 知情同意书的阅读和签字认可。

2. 档案中对细节的关注

(1) 每月对皮肤变化做 1 次 VISIA 或者皮肤影像检测、拍照记录；为了提升求美者的依存性和配合程度，可以每个季度和求美者展示 1 次效果。如果还关注皮肤细节的表现，可以用皮肤镜拍摄特定部位的皮肤，定期拍摄进行观察和对比。

(2) 特定部位的临床表现需要详细记录，如颈纹的条数和深度、走行方向等，有记录图或者照片最为理想。

(3) 对于不容易量化的部位，如蝴蝶袖、松弛的腹部、膨胀纹等，需要和求美者详细沟通，并尽量提供固定体位和角度的合格的对比照片。

（二）洁面

如果求美者早上直接来机构进行治疗，并叮嘱其不要化妆，洗漱后直接到机构，这样可减少卸妆的环节。如果已经化妆，则需要进行卸妆。

1. 卸妆

(1) 用卸妆液卸除干净彩妆，避免眼周存留眼影、睫毛膏、眼线液等。

(2) 卸妆时，避免卸妆棉过度用力摩擦皮肤。

2. 清洁局部

(1) 准备温水，同时使用温和的洁面产品，清洁面部。

(2) 若颈部也需要进行治疗，则在清洗面部时同时清洗即可。

(3) 其余治疗部位，如果没有涂相应产品，无须额外清洁。

（三）术前拍照

由于皮肤美容的慢性进程特性，让规律间断拍照显得非常重要。求美者需要在固定的光线下，按照标准的体位进行拍摄。拍摄者的头巾、拍摄背景要求保持一致，由于其饰品可能发生反光，因此一定要去掉后进行拍摄。

1. 面部

(1) 拍摄要求为立式及卧式。立式可以选择站立或者坐位，一般立式需采集正面、侧面 45°、侧面 90° 三个角度，必须在睁眼和闭眼状态下分别拍摄。

(2) 在睁眼的图像中，可以观察上眼皮的松弛程度、眼窝的凹陷程度。闭眼的图像可以观察泪沟及眼袋情况。

(3) 侧面的不同角度可以观察面部术前凹陷下垂程度，如泪沟、苹果肌下移、木偶纹等。对于术后提升饱满的观察。如果 45° 的照片不够明显，则可以考虑增加 60° 的侧面照片，对比更为全面，在部分人的对比照片中，可以发现明显的改变。

(4) 在具有抗衰老要求的人群中强烈建议卧式拍摄。因为大部分衰老人群，特别是在那些肥胖、轮廓线不清晰的人群中，采取卧式时，耳前面颊部位会有明显组织松垂膨出，但是在站立状态下表现很不明显，即有抗衰老需求的部位受体位的影响比较大。此外，卧式侧面图还可以详细观察下颌缘松弛后，耳后下垂的脂肪大小。

2. 拍照具体细节要求

(1) 拍照能够充分体现出周期性服务的要求，要求在拍摄细节方面经过规范的培训。

(2) 不要选择头顶有光的角度（图 4-1），这样会受影子效应的影响。

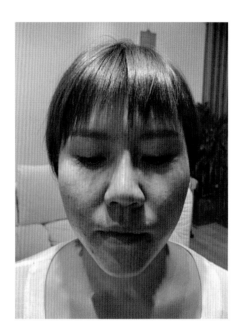

▲ 图 4-1 头顶光线

(3) 迎面光线很重要，灯光不要选择日常光线（图 4-2），最好在固定光源下拍摄。

(4) 对于手机拍摄的选择，注意拍摄原始图，完全避免美颜；对一些自动添加美颜的手机，需要刻意关掉美颜功能。

(5) 周期进行拍摄，观察疗程操作后的术前术后对比效果（图 4-3）。

3. 皮肤影像检测仪（如 VISIA 及类似仪器拍摄）

(1) 除了整体照片之外，几乎大部分机构都有皮肤影像检测及类似仪器，如 VISIA 等，同样提倡定期拍照。

(2) 拍照需要注意正侧面的图像，注意保持拍摄到相应部位，而不会出现歪斜的图片。

(3) 拍摄图片后，需要注意分析紫质、棕色及红色等图像，观察局部皮肤内有无异常，有无漏诊或者误诊的情况出现，必要时做出纠正诊断，并给出相应的处理措施。

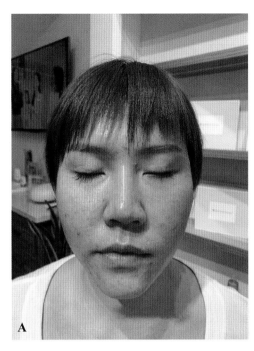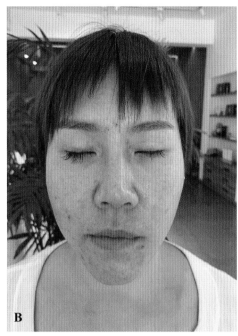

▲ 图 4-2
A. 迎面灯光光线；B. 迎面日光光线

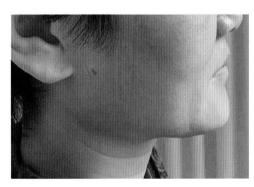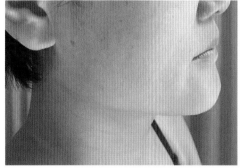

▲ 图 4-3　治疗前后对比
术前（左）；术后（右）

4. 皮肤镜拍摄

(1) 皮肤镜观察的是局部皮肤的细节表现，包括表皮图像及偏振光状态下的真皮图像。

(2) 根据肌肤监测的顺序，一般选择 5 个固定点，分别是左右侧颧骨最高点、左右侧鼻翼横线和瞳孔中线的交点，以及锁骨下局部皮肤作为正常对照。

(3) 对于拟进行治疗范围内的局部固定部位皮肤，为了比较效果的需要，也可以纳入拍摄。

（四）物料准备

1. 仪器设备及物料准备

(1) 领取治疗头，检查密封性及有效期。

(2) 通电开启设备，安装治疗头，调试机器。

(3) 准备医用纱布、消毒棉签、消毒液、医用手套、敷料等。

2. 术中导入产品的准备

(1) 确定术中导入产品，领取物料。

(2) 如果是冻干粉，则需要提前用溶媒溶解，并抽取到注射器中备用。在溶解及抽取过程中注意无菌操作。

3. 术后修复产品的准备

(1) 领取术后修复所用的面膜，置入冰箱冷藏。

(2) 领取术后导入的产品。

(3) 适当提供求美者术后需要带回家的修复产品、一次性手套、棉签。

（五）镇痛准备

1. 敷表面麻醉药的准备

(1) 选择合适的表面麻醉药。

(2) 准备清洁，导入补水产品，准备敷盖表面麻醉后的保鲜膜等。

(3) 敷表面麻醉的细节见后续章节。

2. 口服镇痛药准备

(1) 一般约定当日进行治疗的求美者，如果之前的沟通认为其需要口服镇痛药，则在其到机构后，在确保不是空腹的情况下，直接口服药物。

(2) 如果有可能，求美者饭后出发到机构前即可口服相应药物。

3. 术中冰敷准备

(1) 提前准备小冰块，并分装冻好。

(2) 准备冰锤。

(3) 操作前，冰块装入无菌手套。确保手套外层为无菌状态，并置于无菌操作台上。

二、黄金射频微针操作流程及技巧

（一）操作实施

1. 治疗部位消毒

(1) 一般选择碘伏消毒，随后用乙醇脱碘。目前临床大部分使用生理盐水擦拭，去掉残余碘伏即可。

(2) 考虑到敏感皮肤高发，特别是面部炎性反应存在的前提下，可以选择醋酸氯己定（洗必泰）1.45%～1.6% 等进行消毒，以减少对皮肤的刺激。

(3) 消毒范围的边界，至少要超过治疗范围 2cm，对于发际线部位一般不考虑剃除局部毛发，但是消毒剂需要适当增加，并用棉签伸入毛发范围内进行彻底消毒。

(4) 消毒前需要卸除表面麻醉，具体需要分部位进行，并清洗掉局部表面麻醉残留。

2. 仪器治疗

(1) 开机，进入操作界面。

(2) 调整治疗参数，主要的参数包括针长、能量密度、射频作用时间。

(3) 需要空白发射一发，目的是检查针头的完整性，确保针头无倒钩、断针的现象，进一步确保治疗头的质量完好无损。

(4) 按照特定的顺序，进行贯序治疗。在不同部位的具体治疗，需要根据实际调整针的长度和具体治疗参数。

(5) 为了增加止痛效果，可以在射频发射前，用装有冰块的手套冷敷即将治疗的部位。局部小方块范围内的治疗完成后，可以立即导入、涂抹产品等。

(6) 治疗完毕，关闭机器设备，卸下治疗头，并将其置入锐器盒。

(7) 乙醇反复擦拭局部治疗头部位。

（二）操作中技巧

1. 分层次操作

为了提升黄金射频微针治疗效果和安全性，最主要的一点是需要进行分层处理。对于绝缘和非绝缘黄金射频微针来说，分层处理需要充分考虑到对浅层的影响。一般非绝缘黄金射频微针分层治疗的意义和必要性需要斟酌，可以贯彻分层治疗的理念，但是需要注意避免不同层次的治疗，会对针头全部作用的浅层部位的影响。

(1) 对于面部治疗来说，一般习惯首先进行最深层次，也就是针长最深的操作，一般针长 1.4～2mm；其次进行中层次操作，针长深度在 0.8～1.3mm；最后进行浅层次操作，针长 0.3～0.7mm。

(2) 操作者根据自己的临床经验及仪器设备的具体情况，确定需要治疗的深度和范围。在需要侧重加强治疗的局部和深度，有选择地进行重复处理。

(3) 对于浅层次、中层次、深层次的分层治疗方法，同样适合所有黄金射频微针的治疗部位，如腹部、蝴蝶袖等，深浅需要根据局部组织的厚薄而定。

2. 射频能量调整

(1) 对于不能使用射频的部位，如胸部、甲状腺等，一般会避开进行处理；如果实际需要治疗，但是射频不能操作，则需要关闭射频，直接使用微针作用局部。

(2) 根据求美者的耐受程度，确定所使用的能量。一般在可以耐受的前提下，选择合适的能量参数，避免求美者因为疼痛及恐惧等不能耐受后续的治疗。

(3) 如果求美者不能耐受当下的治疗参数，需要及时进行调整，使其能够耐受并完成当天的整个治疗。

(4) 一般在组织疏松部位、局部皮肤厚度明显较大的部位，治疗深度、能量、射频作用时间都可以适当加强。这是可以灵活调整的地方。

3. 治疗手柄握持

(1) 由于治疗发数比较多，一般在数百到一千多发，单手治疗会容易劳累疲惫，所以一般建议首先进行左右手都可以操作的适应性训练。

(2) 右手握持治疗手柄，完成右侧面部或者相应体位的治疗。

(3) 左手握持治疗手柄，完成左侧面部或者相应体位的治疗。

(4) 中线部位，选择左手或者右手都可以进行，根据个人的操作习惯来选择。

4. 手柄的加压力度

(1) 由于治疗头上针头数目的不同，通常有 25 根或 49 根针，这样在 1cm² 的治疗头上，这么多针同时进入皮肤，会导致针头遇到的阻力比较强。为了减少皮肤阻力造成针体进入深度达不到要求的情况，则需要在进针治疗时候，对手柄增加压力，这样确保针体顺利进入皮肤的目标层次深度。

(2) 将 25 根针的治疗头安装在手柄上后，其需要加在手柄上的压力比安装 49 根针施加的压力要小。

(3) 部分治疗头有负压吸引，这样有助于减少手柄加压的力量。而在眼部治疗头仅仅有 9 根针，由于其负压吸引，会将上下眼睑部位的皮肤吸起，随后进针，此时不需要加压，正常提起即可。

5. 特定部位加强治疗

(1) 对于皮损比较严重的部位，如痤疮皮损高发的鼻部和口周皮肤等，可以适当增加治疗遍数，也可以适当提升治疗的能量及射频作用时间，以追求对局部皮肤及皮损的改善。

(2) 对于已经发现有凹陷的部位，应该适当减少治疗频次，治疗时发射的能量及治疗遍数也应该有所减弱。对于凹陷外周局部，可以适当增加治疗能量，这样通过外周局部的收缩作用，对凹陷会有一定程度的改善。

(3) 为了加强治疗，可以在完成特定的治疗频次后，在后续治疗中使用其余的具有抗衰老或者治疗性仪器设备，如激光、射频、聚焦超声等进行治疗的部位重叠叠加。

(4) 可以在治疗前对特定部位局部使用水杨酸、果酸等处理，然后进行黄金射频微针的后续处理，这也是可以认为特定部位的加强治疗。

6. 治疗中导入

(1) 因为黄金射频微针治疗后，局部微针的针眼有血液流出，随后有组织液渗出。此时表皮及真皮浅层有直接开放的通道形成，可以使用导入的一些产品，直接涂抹在皮肤表面，这样就能让导入的产品直接进入真皮层，从而发挥其临床疗效。

(2) 在操作时候，操作者自己或者助手需要尽量多频次地将需要导入的产品涂抹在已经打开通道的治疗局部。在间隔数分钟使其部分吸收后，可以多次重复涂抹进行。

(3) 治疗中，由于有些能够作用于辣椒素样受体的产品对烧灼和疼痛有一定的缓解作用，可以在有针眼的局部直接涂抹导入。

(4) 当局部已经有针眼出现且准备重复治疗时，由于此时表面麻醉基本上失去作用，因此为了止痛效果，可以在重复治疗前，将稀释后的利多卡因溶液涂抹于局部，也可以在局部用冰块冷敷后进行治疗，这样有助于缓解治疗中的疼痛。

三、黄金射频微针术后护理

（一）黄金射频微针术后护理要点

1. 术后即刻行抗炎修复

(1) 当本次治疗完成之后，求美者的治疗部位会有明显的红斑烧灼感出现，此时表面麻醉已经失去效果，所以需要进行即刻修复处理，缓解不适感受。

(2) 应该将导入的产品涂抹，治疗完成后，全面部涂抹产品，随后直接敷舒缓修复面膜。在面膜外使用冰锤或装有冰块的无菌手套进行间断冷敷，降低局部的温度。

(3) 温度降低之后，进行红光的抗炎处理，或者同时进行红光照射。

(4) 去除面膜后，直接喷喷雾，随后涂舒缓修复精华及面霜。

2. 术后居家修复

(1) 术后当天即可出院，若红斑烧灼感在傍晚仍然存在，可以继续使用 1 次修复面膜，并持续冷敷，注意冷敷温度不要过低，避免冻伤局部。

(2) 如果有条件，则建议术后连续做 3 天 633nm 红光修复，同时辅助舒缓镇静护理措施。

(3) 居家连续使用 10～14 天修复喷雾、修复凝胶，以及具有舒缓抗炎作用的面霜。

(4) 如果术后出现明显的且持续存在的红斑或肿胀，可以口服抗组胺药物，必要时及时和治疗医生及护理人员沟通，进行相应的处理。

（二）黄金射频微针术后护理要点注意事项告知

1. 术后清洁

(1) 一般针眼的闭合时间为治疗 4～6h 后，虽然此时可以用清水洁面，但是不建议治疗当日进行清洁。

(2) 治疗后第 2 日，可以清水洁面，但是避免擦拭。

(3) 治疗 3 天后，可酌情使用氨基酸等温和型洁面产品，减少清洁产品在面部的停留时间，温和型洁面产品均清洁力度低，对皮肤的损伤要更低，对治疗后仍处于修复阶段的皮肤也更为友好。

2. 关于修复

(1) 如果有条件，治疗后连续 3 天到店内修复；每晚 1 片修复补水面膜，可以连续使用 3～5 天。

(2) 一般应修复关注的时间阶段，术后 48h 内炎性反应渗出比较明显，局部会有一定程度肿胀等不适，修复护理措施应以舒缓消肿为主。部分人在此阶段局部皮肤会出现不同程度的瘙痒，一般以下颌缘部位和颈部多见，此时可以适当给予止痒药物，口服或者外用均可有一定帮助。

(3) 皮肤屏障功能在 48h 至 1 周逐渐恢复，炎性反应程度逐渐减弱，修复力度也随之逐渐减弱，逐渐进入正常的护肤阶段。

3. 关于防晒

(1) 治疗后 2 天内，一般不建议使用防晒产品，主要考虑到此时处于修复过程，防晒产品相对黏稠并有一定的遮盖作用，影响感觉的同时也会对皮肤状态的准确判断有所影响。此时如果需要外出接触紫外线的话，则建议使用遮阳伞、大檐帽子和面帘等物品。

(2) 治疗 3 天后，可使用少许防晒产品，避免涂抹力度较大而刺激皮肤。

(3) 治疗 7 天后可正常使用防晒霜、护肤品及彩妆品。除非必要，一般不推荐使用防水型的防晒产品。

4. 关于食物

(1) 由于治疗后局部损伤会出现炎性反应，这种炎性反应消退需要有个过程，所以本阶段的食物，一般建议减少能够导致血管扩张功能的酒类、辛辣刺激性食物等。这一要求至少需坚持到治疗后 1 周。

(2) 治疗 1 周后如无其他不良反应，可以逐渐恢复到正常饮食。

(3) 由于胶原蛋白受刺激后的修复过程需要新生的胶原出现，所以这个阶段适当补充胶原蛋白类口服成分，如某些多肽水解产物，甚至鸡爪、鱼皮等富含胶原及多肽成分的食物，可能有助于损伤后的恢复和临床疗效的提升。

5. 合理化建议

以上内容可以做成图片及文字的形式线上发给求美者，同时叮嘱其每天按照标准执行。护师等人员需要及时和求美者进行有效沟通，确保上述意见的有效执行。

（魏凌华）

参考文献

[1] 程月爱. 点阵激光美容在静态眶周皱纹修复中的应用研究 [J]. 健康必读, 2019.

[2] 苏戈, 周汛, 王金鹏, 等. 黄金微针腋臭射频消融术 70 例常见并发症及注意事项 [J]. 重庆医学, 2019(A01):292–294.

[3] 余婷, 梁仕兰. 黄金射频微针在面部年轻化治疗中的效果及护理 [J]. 中西医结合护理 (中英文), 2018, v4(06):154–155.

[4] 刘悦玲, 施宗平, 尹锐, 等. 黄金射频微针治疗腋臭术后感染继发溃疡的处理分析 [J]. 中国美容医学, 2018, 01:61–63.

[5] 崔晓美, 丁晓东, 陈晓明, 等. 微针疗法联合 PRP 治疗痤疮凹陷性瘢痕疗效分析 [J]. 中国美容医学杂志, 2018, 27(10):31–34.

[6] 杨军. 黄金射频微针临床操作及术后修复注意要点 [C]//2017 中国中西医结合学会医学美容专业委员会年会.

[7] 余婷, 梁仕兰. 射频微针治疗腹部妊娠纹 15 例护理体会 [J]. 中西医结合护理 (中英文), 2017, 3(007):158–159.

[8] 杨青, 曹川, 汪丽萍, 等. 射频联合电针除皱在面部年轻化美容术中的应用 [C]// 美丽人生 和谐世界——中华医学会第七次全国医学美学与美容学术年会、中华医学会医学美学与美容学分会 20 周年庆典暨第三届两岸四地美容医学学术论坛.

[9] Weiner SF. Radiofrequency Microneedling: Overview of Technology, Advantages, Differences in Devices, Studies, and Indications[J]. Facial Plast Surg Clin North Am, 2019, 27(3):291–303.

[10] Kleidona IA, Karypidis D, Lowe N, et al. Fractional radiofrequency in the treatment of skin aging: an evidence–based treatment protocol[J]. J Cosmet Laser Ther, 2020, 22(1):9–25.

[11] Bhatnagar S, Dave K, Venuganti VVK. Microneedles in the clinic[J]. J Control Release, 2017, 28;260:164–182.

[12] Sofen B, Prado G, Emer J. Melasma and Post Inflammatory Hyperpigmentation: Management Update and Expert Opinion[J]. Skin Therapy Lett, 2016, 21(1):1–7.

[13] Barzantny H, Brune I, Tauch A. Molecular basis of human body odour formation: insights deduced from corynebacterial genome sequences[J]. Int J Cosmet Sci, 2012, 34(1):2–11.

[14] Schultz GS, Sibbald RG, Falanga V, et al. Wound bed preparation: a systematic approach to wound management[J]. Wound Repair Regen, 2003, 11 Suppl 1:S1–28.

[15] 周素芬. 对激光医疗美容术后护理的效果观察 [J]. 心理医生月刊, 2012, 000(006):238–239.

[16] 廖美蓉, 赵一谦. 热玛吉眼周抗衰保卫战别再让双眼出卖你的年龄 [J]. 医学美学美容, 2018, 027(008):39.

第5章 黄金射频微针常见的不良反应及并发症的预防与处理

作为一种医疗美容的治疗手段，黄金射频微针本身也存在一定的损伤。与其他的临床医美治疗措施一样，都可以出现一定概率的不良反应和并发症，这是在皮肤美容中回避不开的，也是需要给予充分关注的地方。

一般来说，黄金射频微针所造成的不良反应和并发症普遍相对比较轻微，对求美者造成的后续问题和修复也不太复杂。即便如此，不良反应和并发症仍然会对求美者的工作和生活产生一定的影响，所以从事黄金射频微针临床操作者应该尽可能减少不良反应的发生。在临床实践中，一旦出现不良反应，应该正确分析，积极应对和处理，这样能够提升求美者的满意度和舒适度。

一、烫伤样反应

在黄金射频微针操作过程中，由于针体或者针尖发射射频能量，而这种加热的过程实质上存在一定程度的烫伤样表现和反应，只不过需要关注这种烫伤之后的反应，是否因出现在更表浅的局部而容易被人注意到。

（一）烫伤样反应的原因及临床表现

1. 黄金射频微针出现烫伤样反应的原因

(1) 假如针尖或者针体的射频能量较高且发射层次过浅，集中在真皮浅层或者表皮层的损伤比较重，此时则完全可能出现烫伤样反应（图 5-1）。

(2) 如果治疗头在局部发射次数过多，导致局部产生的热量没有及时弥散而蓄积，若蓄积导致局部温度升高明显，此时也会出现烫伤样反应。

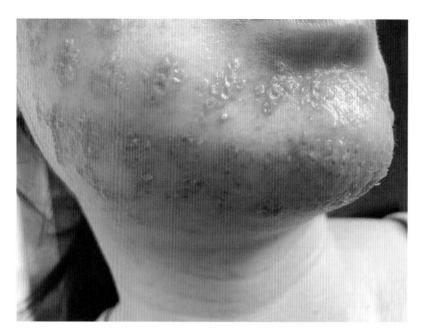

▲ 图 5-1　黄金射频微针治疗后的烫伤样反应

2. 黄金射频微针出现烫伤样反应的临床表现

（1）发射射频能量比较浅表，此时比较严重的可以出现类似针头点阵分布的小水疱，这种小水疱容易干燥，后期形成结痂。当灰色点状痂皮脱落之后，局部皮肤可以略红，后期逐渐恢复正常。但是在针眼部位，一旦出现点状表现，恢复速度和时间较周围正常组织更慢。

（2）能量蓄积太高引起的烫伤样反应，在某些不破皮的治疗仪器设备中可能出现，但是在黄金射频微针中比较罕见，主要是由于黄金射频微针针体造成的针眼，在一定程度上充当了使组织液渗出的通道，当组织液渗出之后，能够显著减轻局部张力，再加上损伤之后修复的过程，更加不太容易出现大片状烫伤。

（二）烫伤样反应的治疗及预防

1. 治疗

黄金射频微针作用后的局部，特别是局部一旦出现烫伤样反应，如果没有及时处理，则水疱形成，会导致组织修复变慢，局部针眼组织的瘢痕样反应性增生，甚至影响周围的色素代谢，导致针眼局部和周围的色素沉着等反差加剧，从而引起外观出现明显影响的改变。此时需要积极进行处理。

（1）对于早期的水疱样损害，建议采用临床上常用的高浓度盐水湿敷、3% 硼酸溶液湿敷、硫酸镁溶液湿敷等处理，这样的处理措施能够对局部肿胀产生显著的改善作用。同时还可以口服七叶皂苷钠片等药物，使用 633nm 红光、830nm 近红外光等措施，综合减轻局部肿胀。

(2) 注意在局部处理过程中，对比较小的水疱，要尽量保持水疱的完整性，避免形成糜烂面从而导致愈合延迟。对直径超过 0.5cm 的水疱，需要对其进行针刺处理，将疱液释放出来，保留疱皮保护创面。

(3) 治疗 1～2 日后可以使用烧伤膏等，对局部创面进行保护，同时湿性愈合可以有助于减少瘢痕组织的形成，同时促进修复过程的进展。

(4) 一般当水疱干涸、痂皮明显时，可以使用多磺酸黏多糖乳膏等产品进行修复处理，促进愈合，减少瘢痕形成的可能。如果担心治疗诱发色素沉着，此时可以增加含有传明酸及抗氧化成分的产品，抑制黑色素生成。

2. 预防

(1) 黄金射频微针治疗头在贴近皮肤时，如果没有负压，则需要在治疗手柄上加压，以抵消针头进入时所产生的阻力，减少针头被皮肤的阻挡而不能到达特定深度的可能。

(2) 避免局部连续多次的射频发射，减少局部热量蓄积。所以临床上最好是每个治疗头并列不出现重叠，对于一些临床医生喜欢用的重叠 1/2 或者 1/3 的治疗方法，笔者认为不可取，主要担心局部热量蓄积的影响。

(3) 如治疗中或者治疗后，担心局部出现烫伤样反应，可以进行局部冷敷，时间可以持续 1～2h，以减少热损伤的效应出现，同时配合抗炎抗烫伤的处理措施。

二、瘢痕形成

黄金射频微针操作中，瘢痕形成其实也是烫伤后续的表现。此种情况更多地发生在嘴角、颧骨等相对突出或者局部皮肤张力较大的部位。

（一）原因及临床表现

1. 原因

(1) 黄金射频微针治疗头未贴紧皮肤或治疗头负压不足，导致治疗头被皮肤阻挡而不能到达特定的深度，从而使热量释放比较表浅。

(2) 张力比较大，而且容易形成瘢痕的部位热量蓄积。

(3) 处理痤疮患者的下颌角附近时，由于局部非常容易形成瘢痕，所以治疗可能导致瘢痕形成。剖宫产瘢痕人群对剖宫产瘢痕的处理不足时，也会导致局部瘢痕形成或者加重。

(4) 黄金射频微针处理瘢痕时，未考虑到瘢痕的质地和硬度，进针时手柄加压不足，会导致进入深度仅仅在真皮浅层及表皮，这样可能出现明显的瘢痕。

2. 临床表现

(1) 容易在口周、颧骨、下颌缘发生点状瘢痕样增生。

(2) 痤疮患者处理下颌角附近，若瘢痕明显，则多数与治疗头形状分布类似。

（二）处理及预防

1. 处理

(1) 早期积极使用含有积雪苷的药膏或者护肤品进行修复处理。

(2) 当局部点状瘢痕略凸起而且颜色发红时，使用针对血管的激光进行处理，可以使用 IPL、OPT，甚至脉冲染料激光等。

(3) 后期主要进行点阵激光，可以选择二氧化碳点阵、非剥脱性点阵激光等进行处理，也可以点阵激光合并导入一些成分。

2. 预防

(1) 瘢痕容易发生在口周、颧骨、下颌缘，所以这些部位的射频能量发射需要尽量确保针体在进入皮肤后发射；避免滑动，尽量保证针体充分进入既定深度，因此需要适当增加负压或者治疗手柄加压。

(2) 对于下颌角部位、颧骨部位的治疗，应适当降低这些部位的能量。尽量保持针头进入皮肤时是垂直状态，这样就需要在下颌缘上下处理时，另一只手配合推挤附近相应的组织，帮助固定，从而消除加压后的组织位移。

三、诱发敏感皮肤

黄金射频微针可以用来治疗敏感性皮肤，笔者在临床实践中也获得不错的效果。但是在操作中，由于该治疗项目是一种机械损伤合并热损伤，所以在一些情况下，治疗的确可以导致敏感皮肤的出现，表现为诱发或者加重敏感的临床症状，甚至导致出现暴发性的损害（图 5-2）。这种情况更多发生在面颊部位。

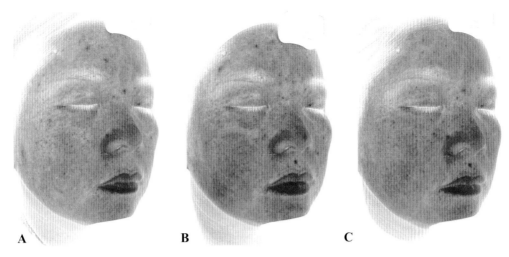

▲ 图 5-2　黄金射频微针治疗后敏感加重
A. 治疗前；B. 治疗后 1 个月；C. 治疗后 2 个月

（一）原因及临床表现

1. 原因

(1) 部分敏感皮肤的人群，在进行黄金射频微针治疗后，局部面部瘙痒、烧灼、紧绷、刺痛等敏感皮肤的症状可以被诱发，甚至导致敏感加重，从而出现对护肤品不能耐受，或者不能耐受日常风吹日晒等表现。

(2) 可能因为之前敏感症状不明显，但是已经有亚临床症状，此时患者自身没有感觉，但实验室检查可以有异常。

(3) 黄金射频微针处理作为一种损伤，操作时损伤较重，超过现阶段皮肤能够迅速恢复的阈值，从而诱发和加重局部炎性反应，这种损伤后炎性反应和患者自身的炎性反应叠加，引起患者出现各种不适表现。

2. 临床表现

(1) 出现典型的敏感皮肤表现，如局部瘙痒、紧绷、刺痛、灼热等。

(2) 部分出现明显干燥、脱屑等表现。

(3) 不同部位症状差别比较大，较为敏感的部位多在口周。

（二）处理及预防

1. 处理

(1) 按照敏感性皮肤的处理原则进行处理。

(2) 使用具有舒缓修复功能的功能性护肤品，肿胀或者烧灼明显时可以选择湿敷进行处理。

(3) 可以配合微针、超分子水杨酸、633nm 红光、低能量光子等物理治疗等措施进行处理。

(4) 必要时口服抗过敏药物如氯雷他定、西替利嗪等，也可以口服抗炎药物如甘草酸苷片，甚至口服激素如泼尼松或者甲泼尼龙片等。

2. 预防

(1) 求美者最主要最需要改善的是减少面部清洁的次数和力度，要减少洗面乳的使用，减少洗脸海绵、洗脸刷等能破坏皮脂膜的物品应用。

(2) 日常使用具有舒缓修复功能的护肤品，不同的厂家分别推出了具有针对性的此类产品，选择成分相对简单、防腐体系相对安全的低敏性产品。

(3) 在使用护肤品的过程中，注意尽量回避不正规的，或违法添加某些成分的产品。

(4) 在治疗前，需要对其敏感状态，近期有无诱发或加重因素等，进行更为全面和专业的评估。

四、色素沉着

黄金射频微针操作由于是一种热损伤，因此也可以导致出现一部分的色素沉着（图 5-3）。此种情况更多发生在面颊部位，特别是出现黄褐斑的部位更为常见。

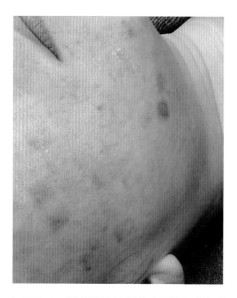

▲ 图 5-3　黄金微针射频治疗后的色素沉着

（一）原因及临床表现

1. 原因

（1）黄金射频微针属于有损伤的治疗，其中包括了热损伤和微针的机械损伤两种，如果热损伤作用的部位邻近真表皮交界部位，则完全可能对局部的黑色素细胞产生刺激作用，这种刺激作用导致局部黑色素合成增多，从而出现局部色素沉着。这可能是由于针尖发射射频时能量过高，也可能是针体进入皮肤深度不够导致射频发射在真表皮交界的部位所致。

（2）面颊、颧骨、鼻部、上唇、额部等多为黄褐斑的好发部位。对于有日光暴晒、妊娠、使用避孕药的人群来说，往往存在潜在黄褐斑的表现，这种表现肉眼观察不明显，所以导致求美者认为自己的皮肤比较健康，没有黄褐斑的存在。而黄金射频微针刺激之后，可能会对局部受到刺激的黑素细胞产生影响，导致黄褐斑部位的黑素合成活跃，从而出现黄褐斑加重的表现，这种表现又由于局部损伤的原因，而产生类似色素沉着的外观。

2. 临床表现

（1）黄金射频微针造成的色素沉着，如果没有在黄褐斑的范围内，则往往表现为针尖形状点阵分布的色素沉着点，直径比针的宽度略大。

（2）如果色素沉着在黄褐斑范围内，则可能出现黄褐斑整体加重，比之前明显。在黄褐斑的范围内，可能出现点状的色素沉着区域，如果不仔细观察，可能和黄褐斑的反差不明显。

（二）处理及预防

1. 处理

（1）按照常规的色素沉着处理即可。

（2）对于局部没有敏感的色素沉着，射频多次处理，配合局部外用果酸复合酸等可以获得一定的效果。

（3）外用含有传明酸、熊果苷、积雪苷等具有针对性对抗色素沉着的功能性护肤品，也是一种不错的选择。

2. 预防

（1）要选择好适应证，对于黄褐斑的求美者，特别是潜在的黄褐斑人群，或者近期有暴晒、妊娠、使用避孕药的人群，建议充分沟通，并通过针对性护理措施进行局部皮肤修复；也可以联合口服氨甲环酸或外用超分子水杨酸等具有抗炎作用的药物，降低黄褐斑的活性，使其进入稳定的状态，才是比较理想的治疗时机。避免在黄褐斑活动期进行损伤比较大的黄金射频微针治疗。

(2) 对那些稳定期的黄褐斑，在色斑范围内进行治疗时，避免使用高能量、避免较多的重复遍数，这样局部微针的损伤加上热损伤的局部蓄积，可能导致黄褐斑范围内的黑色素细胞受到刺激，从而加重这种表现。这就要求在治疗时，充分把控治疗的参数，同时做好术中、术后的各种修复措施。

(3) 必要时，在治疗前可以口服能够辅助治疗黄褐斑的氨甲环酸。其他抗氧化剂，如维生素 E 或维生素 C、辅酶 Q10 等，也有助于预防色素沉着。

五、痤疮样皮疹暴发

黄金射频微针操作中，出现痤疮及痤疮样皮疹的暴发概率也比较高，这种情况在临床上比较常见，也是造成术后纠纷的很重要因素。实际上痤疮样皮疹并不是黄金射频微针的专利，几乎所有面部治疗措施，在作用于面部后都可能会出现。在实际工作中，还可能发现口服维 A 酸、使用酸处理痤疮等，导致的皮损暴发。

（一）原因及临床表现

1. 痤疮治疗后出现的痤疮皮损暴发

(1) 痤疮治疗后出现的痤疮皮损暴发在临床上比较常见。推测治疗措施导致痤疮暴发的主要原因是，这些治疗伴随的损伤加重了局部的炎性反应程度，导致炎性丘疹脓疱出现；或是这些局部处理措施导致局部微环境改变，诱发了痤疮暴发；也可能是治疗干预后，局部组织的某些特征发生改变，和之前未被干预时有显著差别，从而出现皮损等表现。

(2) 主要表现是突然出现密集的炎性丘疹脓疱等痤疮样的皮损，或治疗前已有皮损，但是治疗之后较治疗前明显加重，且皮损数目增多，范围有所扩大，某些情况下甚至会累及颈部等邻近且并未接受治疗的部位。

2. 微针或黄金射频微针后痤疮样皮疹

微针或黄金射频微针后痤疮样皮疹指患者本来没有痤疮，但是经过微针或黄金射频微针治疗之后面部出现丘疹等类似痤疮样的皮损表现（图 5-4）。

这种所谓的"痤疮样皮疹"，在临床特点方面与普通痤疮明显不同，主要表现在以下几点。

(1) 此类皮损空间分布可能更加密集，形态也相对单一，不会出现明显脓疱，大部分表现为炎性小丘疹，更多伴发瘙痒、烧灼感等不适。

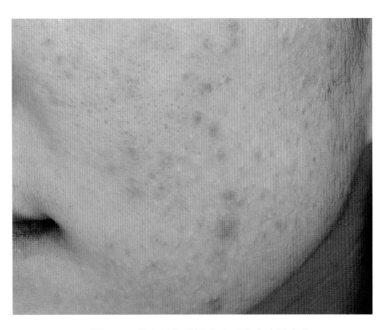

▲ 图 5-4　黄金射频微针治疗后的痤疮样皮疹

(2) 存在此类皮损表现的患者近年来有所增多，怀疑与某些过敏反应因素，或过分护肤等习惯有关。

(3) 此类皮损对常规的抗痤疮治疗效果不明显，甚至无效。对于此类人群，多怀疑有外用激素或使用添加糖皮质激素护肤品的既往史。治疗过程中如果出现反跳症状，需要参考激素依赖性皮炎的治疗措施进行治疗。

（二）处理及预防

1. 处理

(1) 痤疮治疗后出现的痤疮皮损暴发：措施如下。

① 此时的处理力度需要稍强，需要按照中重度痤疮进行处理。

② 必要时口服米诺环素、异维 A 酸，以及抗组胺药物如氯雷他定、西替利嗪等，也可以口服消脱止、芦丁片等能维持血管功能和消肿的药物；在症状严重时，可以考虑红光照射治疗，或者需要进行光动力系统性治疗或配合光子治疗等。

③ 可以配合微针、超分子水杨酸、复合酸等进行综合处理。

(2) 微针或黄金射频微针后痤疮样皮疹：措施如下。

① 按照过敏反应治疗，可局部短期使用氟芬那酸丁酯软膏、丁苯羟酸乳膏、外用激素乳膏、他克莫司软膏或吡美莫司乳膏等免疫抑制抗炎药物，其效果比较理想。

② 给予抗组胺药物，必要时短期使用糖皮质激素、硫酸羟氯喹等。

③ 给予红光、舒缓修复处理有一定的帮助。

2. 预防

(1) 痤疮治疗后出现的痤疮皮损暴发：措施如下。

① 在治疗前进行预处理，外用超分子水杨酸等预处理1～2周。

② 治疗前可以考虑口服米诺环素，需要提前3～5日进行。

(2) 微针或黄金射频微针后痤疮样皮疹：措施如下。

① 充分了解有无激素依赖性皮炎病史。

② 治疗前，进行舒缓抗炎红光、射频导入等进行预处理。

③ 治疗后即刻使用消肿、抗炎药物进行处理，可以考虑口服米诺环素等。

六、局部凹陷加重

黄金射频微针操作后，在一些求美人群面部的特定部位，其外观会出现局部凹陷，或者出现原有凹陷的加重，从而影响其线条的流畅程度，影响外观。

（一）原因及临床表现

1. 局部之前存在凹陷

(1) 随着衰老表现逐渐加重，在个体面部出现局部存在的凹陷，如泪沟、眶下凹陷、法令纹加深、颧骨下凹陷、颞部凹陷等。这些凹陷是衰老的直接表现。

(2) 既往填充过透明质酸或自体脂肪的部位，在黄金射频微针局部热量的作用下，导致透明质酸降解或者局部脂肪组织被加热破坏，使局部被填充的部位，出现外观凹陷的表现，甚至和原有的凹陷相比加重，严重影响求美者的满意度。

2. 处理局部原无明显凹陷

处理局部皮肤外观时，原来没有明显凹陷，但是进行治疗后发现凹陷出现。造成这种现象的主要原因是局部肌肉张力紧张、微循环不畅等，导致局部组织略有水肿且持续存在，此时掩盖了部分凹陷。当治疗缓解局部张力，导致水肿消退，此时也可以出现凹陷加重的表现。

在局部皮肤容易凹陷的部位，如颞部或面颊颧骨下等，可能在治疗后出现肉眼可以观察到的明显凹陷。有些黄金射频微针联合肉毒毒素进行瘦脸处理的求美者，更容易在颧骨侧面下方出现凹陷，主要原因是肉毒毒素导致的咬肌容积缩小，对上部邻近部位的支撑力量和范围减弱，也和能量作用在局部有关。

（二）处理及预防

一旦出现明显的凹陷，则容易影响治疗效果，需要提高警惕，在临床上给予一定的重视。特别注意不要加重已经出现的凹陷，否则可能引起术后纠纷的可能。

1. 已经出现凹陷的局部处理

(1) 可以考虑填充透明质酸进行处理，但是这种明显凹陷，注意填充不要过量。

(2) 可以考虑使用美塑的部分产品在局部进行处理，使用钝针剥离及微交联或者非交联透明质酸进行处理，可以获得一定的改善。

(3) 也可以考虑使用胶原蛋白局部补充疗法、部分蛋白线等局部处理。

2. 预防凹陷的措施

(1) 在容易凹陷部位的局部，可以适当减弱射频的能量和深度，减少射频对脂肪的影响，避免凹陷加重。

(2) 对于已经凹陷的局部，可以在凹陷外周进行射频深层次处理，通过对周围组织的加热紧致作用，有可能辅助凹陷的改善。

(3) 术前必须拍照并详细分析局部有无凹陷出现，做好和求美者的沟通及告知。

七、其他不良反应

（一）表面麻醉刺激反应

随着美塑治疗的逐渐普及、水光治疗等项目的热销，表面麻醉药的使用频率也越来越高，这样导致在临床上使用表面麻醉后出现不良反应的案例和机会逐渐增多，需要给予额外的关注。

1. 表面麻醉后不良反应的正确认知讨论

(1) 表面麻醉后不良反应的性质：讨论如下。

① 绝大部分人认为，表面麻醉后的不良反应主要是过敏反应，主要表现是局部

红斑、肿胀等。但是根据临床实践的体会，利多卡因作为常见的局麻药物，虽然其过敏反应较为罕见，但是一旦因为利多卡因过敏，其临床表现普遍会比较严重，多为过敏性休克的表现，甚至需要抢救。这种表现和大众常见的皮肤美容表面麻醉后的不良反应差别较大。

② 如果是接触过敏性皮炎的表现，多发生在接触部位，即用过该药物的局部皮肤都会出现，这一点也和常见的表面麻醉后不良反应不同。因为表面麻醉后不良反应多出现在口周皮肤及其周围，而其余部位比较少见。此外，由于面部的接触部位不同，其临床表现也存在差异，并不是所有接触该药物的局部皮肤会出现相同程度的炎性反应。

③ 急性过敏反应出现的表现，如荨麻疹型药疹等表现，一般泛发性的可能性大，使用激素等处理后皮损控制会比较理想。而临床上表面麻醉后不良反应多表现为局部皮肤的红斑、肿胀等（图 5-5），甚至严重者出现渗出，后续可以出现明显的干燥脱屑等，这也是和普通过敏不同的地方。对于慢性过敏而言，则需要反复多次的接触，实际上个人接触表面麻醉的机会有限。

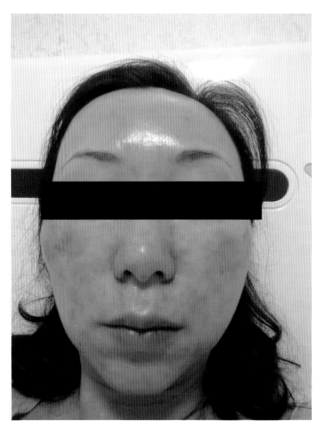

▲ 图 5-5　表面麻醉导致局部过敏反应

④ 真正对某个成分过敏一般不会在第 1 次接触该成分后出现，其需要致敏过程，一般在第 2 次或者以后多次接触后才可能出现。但是，绝大部分表面麻醉后的不良反应在第 1 次使用后就可以出现。

(2) 接触刺激性皮炎：讨论如下。

① 接触刺激性皮炎一旦发生，对于患者完全无选择性。因为这是皮肤或黏膜对外界刺激物的直接反应，只要接触到的人都可发病，而发病与否主要取决于接触物质的刺激性强弱，同机体自身的关系不大。皮损局限于直接接触部位，界限清楚，皮损严重程度视刺激性强弱而异，皮损可由红斑、丘疹、水疱、大疱直至形成坏死和溃疡（图 5-6）。接触与发病间的关系十分明确，接触时间越久，严重程度也更明显。

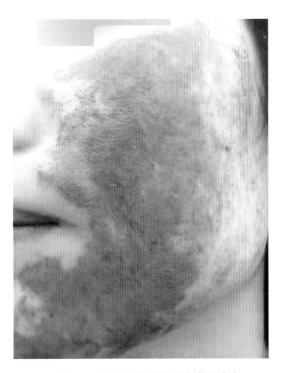

▲ 图 5-6　接触导致的严重刺激性皮炎

② 表面麻醉后不良反应存在显著的部位特异性，以口周为主，而额头和面颊等部位出现问题的机会比较少。所以也不是完全意义上的接触刺激性皮炎。

(3) 笔者观点和上述两种有所不同：讨论如下。

① 表面麻醉后皮肤的不良反应属于一种特殊的接触反应性皮炎，具有非常明显的部位特异性特点，绝大部分患者好发于口周皮肤。临床表现为局部红斑、肿胀，而其余部位如面颊和额头等，可能出现红斑伴随轻微肿胀，但是消退比较迅速。

② 应该考虑口周皮肤的特殊性，不除外口周皮肤角质层比较疏松，表面麻醉药物容易渗入局部较多而产生刺激反应；也不能完全排除口周皮肤的发育上是否有差别，但是这种可能性比较低，需要深入研究。此外，还需要考虑到口周皮肤的亚健康状态，考虑到口部表情肌肉运动的程度，而不容易出现表面麻醉后不良反应的其他部位，皮肤运动次数显著减少，所以这种具体部位皮肤的运动程度不同，可以理解为部位特异性的原因，是否真的如此有待深入研究。

③ 当表面麻醉敷上之后，在局部封包的作用下，表皮水合程度增加，加之出汗不畅，以及表面麻醉药的作用，会使局部皮肤温度有所升高，伴随着持续封包作用的张力存在，可能导致局部出现发红，但是这种发红在去掉表面麻醉之后，会快速消退。但是，对于一些面颊部位发红的人群，当卸掉表面麻醉之后，面颊局部可能出现潮红减退的现象，推测为表面麻醉发挥作用之后，局部皮肤舒缓放松，其血管扩张有所减弱。但是口周可能因为封包作用，导致表面麻醉吸收良好而出现刺激反应加重的表现，后期容易出现红斑、肿胀，甚至出现渗液等表现。

2. 处理及预防措施

(1) 常规处理措施：措施如下。

① 一旦发现局部皮肤出现表面麻醉刺激反应后，应该及时停止使用表面麻醉药。

② 迅速清除局部皮肤的表面麻醉药，并清洗局部皮肤残留的表面麻醉药。

③ 局部使用舒缓抗炎的产品。如果局部炎症明显，必要时使用外用激素。可以使用系统性的处理措施。

(2) 齐显龙博士团队的处理措施（图 5-7）：措施如下。

① 做好预防性观察，一般不容易出现表面麻醉不良反应。

② 一旦出现，必须及时停止使用表面麻醉药，去除局部表面麻醉药，随后清洗局部皮肤。

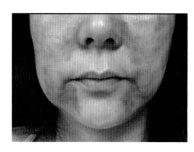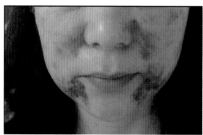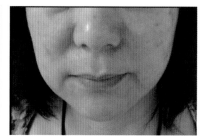

▲ 图 5-7 表面麻醉致敏后经及时处理预后
治疗后第 2 天（左）；治疗后第 3 天（中）；治疗后第 5 天（右）

③ 局部使用安全的乳液或霜，局部轻微导入，适当补水，以减弱局部表面麻醉药的残留浓度。

④ 局部涂抹强效激素乳膏，随后局部冷敷，确保制冷物品的温度在 10℃以上，避免局部冻伤。红光处理局部，适当延长红光时间，可以持续 30min 以上。

⑤ 如果反应严重，存在明显红肿的表现，经过处理没有改善，可以考虑系统性使用 1 次糖皮质激素，同时辅助消肿和抗炎的药物。

⑥ 后期需要注意，使用抗色素沉着的成分物质进行处理，在色素沉着形成之前就确保局部皮肤有抗色素沉着的成分。

(3) 预防表面麻醉刺激反应措施：具体如下。

① 由于存在不确定性，表面麻醉刺激反应可能上次出现，但是下次处理后可能不出现，因此不能因为上次出现表面麻醉刺激反应，以后都不再使用。

② 为了预防表面麻醉刺激反应，可以局部采用超分子水杨酸处理口周等部位数次，在敷表面麻醉前数日内进行，但是距离表面麻醉当日最好有 7 日左右的间隔，后续继续使用低浓度超分子水杨酸，可以明显减轻表面麻醉的刺激反应。

在涂表面麻醉之前，局部先涂抹糠酸莫米松乳膏等激素类药物，或者涂一些具有舒缓抗炎作用的功能性产品，如含有积雪苷等成分的产品，待其吸收十余分钟之后，局部涂抹表面麻醉，可以显著减轻表面麻醉的刺激反应发生。

(4) 一些细节的探讨：具体如下。

① 某些人在出现表面麻醉刺激反应之后，卸掉表面麻醉后发现局部红斑明显，此时会选择进行水光类处理。但是根据笔者的经验，此时最好不要选择注射水光及含有透明质酸的美塑类产品，否则局部吸水肿胀，可能会引起明显的炎性反应。

② 当出现表面麻醉刺激反应时，大部分临床工作人员会中止治疗，但是根据笔者的经验，此时由于局部组织中炎性肿胀明显，如果单纯用药物处理，肿胀和渗液基本上不可避免，更不论后期的结痂和脱屑。此时比较大胆和理想的方法为，局部进行微针处理，针刺深度不需要太深，建议 1.0～1.2mm 即可，推荐 1～2 次治疗。这样的处理方法能够通过在炎性红斑、肿胀的局部造成一定的损伤，通过这些通道的形成，来达到缓解局部张力的目的，使炎症消退加快，也不容易出现肿胀和渗液。

③ 对之前使用表面麻醉而局部发红明显的人，通过几次治疗之后，再敷表面麻醉会发现红斑反应明显减弱，说明皮肤状态的不同，也会在一定程度上影响表面麻醉的发生和严重程度。随着皮肤状态逐渐恢复健康，表面麻醉不良反应发生的概率

也逐渐降低。

（二）诱发荨麻疹

1. 荨麻疹表现

(1) 部分人群有人工划痕症的表现，当出现任何擦拭和挤压等情况时，局部都会出现红斑风团表现。

(2) 当操作黄金射频微针时，由于治疗的挤压作用，以及微针刺入皮肤之后的反应，部分人群会出现类似风团样的表现。在临床实践中，进行非剥脱性点阵激光治疗时，也会出现风团样的临床表现，此时会出现瘙痒的感觉。

2. 处理及预防措施

(1) 这种荨麻疹样的表现一般会在数十分钟之内消失，所以大部分时候不需要额外处理。但是对于部分瘙痒明显的人来说，可以给予抗组胺药物进行治疗。

(2) 对于一些患有荨麻疹的人来说，若担心诱发过敏反应，可以在治疗之前2～4h 口服抗组胺药物，这样能有效缓解治疗本身诱发的荨麻疹样反应。

(3) 对于有过敏性鼻炎、哮喘等病史的人群，建议治疗前备好用药，即可以放心进行处理。

（三）瘙痒

1. 临床表现

部分进行黄金射频微针处理的人群，容易在治疗后1～3 天内出现明显瘙痒，发生部位多在下颌缘处及上颈部的局部皮肤，其余部位相对比较少见。

这种瘙痒的原因不明，猜测有两种可能：一种是局部皮肤代谢状态，由于治疗本身或者黄金射频微针的能量刺激，导致局部代谢状态改变，使局部炎性反应增加；还有一种是对下颌缘和颈部局部处理使此处的淋巴循环及微循环有所改善，也引起组胺或者白三烯等炎性因子释放而出现瘙痒。

2. 处理及预防措施

(1) 主要的处理方法是加强局部的舒缓抗炎护肤品的使用，如贻贝黏蛋白等成分的产品，具有显著的止痒和修复抗炎的作用。当这些抗炎功能的产品发挥作用，即可缓解部分瘙痒的表现。

(2) 如果局部瘙痒严重，而且求美者本人不希望使用系统性抗组胺药物，必要时可以在短期使用外用弱效激素乳膏；一些红光等物理治疗措施也可以充分使用。

(3) 系统性抗组胺药物在临床上的选择范围很多，建议选择 1～2 种口服即可，如氯雷他定、西替利嗪等药物都比较常用。

（四）淋巴结肿大

1. 临床表现

(1) 某些痤疮，在全面部微针或者黄金射频微针治疗后，当日或次日即可发现局部出现颈部淋巴结肿大等表现，可以表现为颏下淋巴结、下颌下淋巴结等部位的淋巴结肿大，局部感觉胀痛明显，甚至淋巴结肿大比较明显，伴有明显压痛。这种情况可以维持至少 1 周或者更长时间。笔者近年来见到数例这样的求助案例。

(2) 推测造成淋巴结肿大的可能机制是，在面部本身存在炎性反应的情况下，已经就有可能导致淋巴结肿大，例如一些人在出现口腔溃疡等局部问题时，可以出现淋巴结肿大。然而面部进行有损伤的局部治疗，也是一种刺激反应，导致局部炎性反应出现并持续存在，这些损伤及后续修复过程中的炎性因子或炎细胞，可以被淋巴管吸收进入淋巴回流，导致局部淋巴结肿大。

2. 处理及预防措施

(1) 求美者无须过度紧张，既往曾有因黄金射频微针治疗后，出现淋巴结肿大的求美者，到当地三甲医院外科进行检查诊疗，医生建议其进行淋巴结活检以排除淋巴结核的可能。在其求助笔者后，笔者建议："如果是淋巴结结核，建议其观察 1～2 周然后对症处理。"当她持续观察 2 周之后，肿大的淋巴结自然消退。所以这一阶段建议以观察和对症处理为主。如果淋巴结肿大持续时间长，同时出现其他系统性表现，则需要进一步到内科或者外科进行系统的检查及诊疗。

(2) 此类治疗后出现的淋巴结肿大，绝大部分不需要系统性处理，可以通过局部热敷、理疗等处理，加速局部肿胀消退。通过局部处理即可获得淋巴结肿大消退的效果。

(3) 如果淋巴结肿大明显，局部痛感烧灼等显著，则需要系统抗炎消肿治疗，可以使用盐酸米诺环素、七叶皂苷钠等药物治疗，局部可以外用肝素钠乳膏、超分子水杨酸、积雪苷等抗炎成分的产品。

（王仁珍）

参考文献

[1] Mayoral FA, Vega JM. Multiple facial burns with the new Thermage CPT system[J]. J Drugs Dermatol, 2011, 10(11):1320-1.

[2] Suh DH, Lee MY, Lee SJ, et al. Prolonged Inflammatory Reaction After Fractional Radiofrequency Microneedle Treatment[J]. Dermatol Surg, 2018, 44(9):1234-1236.

[3] González N, Goldberg DJ. Update on the Treatment of Scars[J]. J Drugs Dermatol, 2019, 1;18(6):550.

[4] Kwon HH, Park HY, Choi SC, et al. Combined Fractional Treatment of Acne Scars Involving Non-ablative 1, 550-nm Erbium-glass Laser and Micro-needling Radiofrequency: A 16-week Prospective, Randomized Split-face Study[J]. Acta Derm Venereol, 2017, 31, 97(8):947-951.

[5] Cucu C, Butacu AI, Niculae BD, et al. Benefits of fractional radiofrequency treatment in patients with atrophic acne scars – Literature review[J]. J Cosmet Dermatol, 2021, 20(2):381-385.

[6] Dai R, Xie H, Hua W, et al. The efficacy and safety of the fractional radiofrequency technique for the treatment of atrophic acne scar in Asians: A meta-analysis[J]. J Cosmet Laser Ther, 2017, 19(6):337-344.

[7] Koç E. Use of combined fractional carbon dioxide laser and fractional microneedle radiofrequency for the treatment of acne scars: A retrospective analysis of 1-month treatment outcome on scar severity and patient satisfaction[J]. J Cosmet Dermatol, 2020, 19(1):115-121.

[8] Nitayavardhana S, Wanitphakdeedecha R, Ng JNC, et al. The efficacy and safety of fractional radiofrequency nanoneedle system in the treatment of atrophic acne scars in Asians[J]. J Cosmet Dermatol, 2020, 19(7):1636-1641.

[9] Aşiran Serdar Z, Aktaş Karabay E. A case of fractional microneedling radiofrequency induced rosacea[J]. J Cosmet Laser Ther, 2019, 21(6):349-351.

[10] de Vries FMC, Meulendijks AM, Driessen RJB, et al. The efficacy and safety of non-pharmacological therapies for the treatment of acne vulgaris: A systematic review and best-evidence synthesis[J]. J Eur Acad Dermatol Venereol, 2018, 32(7):1195-1203.

[11] Gold M, Taylor M, Rothaus K, et al. Non-insulated smooth motion, micro-needles RF fractional treatment for wrinkle reduction and lifting of the lower face: International study[J]. Lasers Surg Med, 2016, 48(8):727-733.

[12] Tan MG, Jo CE, Chapas A, et al. Radiofrequency Microneedling: A Comprehensive and Critical Review[J]. Dermatol Surg, 2021, 47(6):755-761.

[13] Huang XJ, Wang DG, Ye LC, et al. Sodium aescinate and its bioactive components induce degranulation via oxidative stress in RBL-2H3 mast cells[J]. Toxicol Res (Camb), 2020, 9(4):413-424.

[14] Zhang Z, Cao G, Sha L, et al. The Efficacy of Sodium Aescinate on Cutaneous Wound Healing in Diabetic Rats[J]. Inflammation, 2015, 38(5):1942-8.

第6章 黄金射频微针治疗中的疼痛管理

疼痛管理在黄金射频微针的治疗中是非常重要的环节。由于该治疗为针体刺入皮肤，并且随后发射射频能量，这样会有一定程度的疼痛。这种疼痛对一些疼痛阈值较低的求美者来说会非常不适，容易导致各种紧张情绪等，甚至导致对后续治疗的回避。如果镇痛程度不足，则会直接影响患者接受后续的治疗措施。

为缓解疼痛，提升求美者的舒适度，提升治疗过程中的体验感和求美者的配合程度，必须对黄金射频微针治疗中的镇痛给予充分重视。主要的疼痛管理方法优先考虑进行表面麻醉和神经阻滞麻醉等，麻醉的目的是保证求美者的安全舒适，并给医生提供进行治疗的最佳条件，能够配合好治疗过程。

一、表面麻醉药的使用

（一）表面麻醉药简介

表面麻醉是指将穿透力强的局麻药物涂敷于皮肤或黏膜表面，使其透过皮肤或黏膜而阻滞位于皮肤或黏膜下的神经末梢，通过阻滞神经冲动的产生和传导所需的离子流，进而稳定离子流，从而稳定神经细胞膜，产生局部麻醉作用。

表面麻醉药主要为单剂或复方利多卡因类软膏，适用于治疗时间较短、治疗层次较浅的部分美容及整形治疗，如注射美容前、部分激光类治疗前、浅表外科手术前等。

（二）表面麻醉药的使用要点

1. 表面麻醉药涂擦

（1）治疗部位清洁后擦干，均匀涂抹表面麻醉药，厚度 2～3mm；随后用保鲜膜覆盖。

（2）为了避免眼眶敏感部位的疼痛，适当向上下眼睑或眉毛内敷麻醉药。面部治疗需要扩大表面麻醉范围，一般需要向发际线下颌缘部位适当外延 0.5～1cm。

（3）为了增加表面麻醉的镇痛效果，可以在薄层涂表面麻醉之后 10min 按摩局部促进吸收；随后再次涂表面麻醉药，等待 10min 后重复按摩，共 3～4 次，即可获得理想的麻醉效果。

（4）为了减轻表面麻醉刺激反应，对于某些高危人群，可以在涂抹表面麻醉之前，于口周、法令纹等局部容易出现表面麻醉刺激反应的部位，涂少许激素软膏如糠酸莫米松乳膏或者丁酸氢化可的松乳膏等，然后再涂表面麻醉，这样有助于预防表面麻醉刺激反应的发生。

（5）目前国内有正式认证的表面麻醉药，即清华紫光复方利多卡因乳膏。其为丙胺卡因与利多卡因的复方制剂，其中利多卡因含量为 2.5%。此药用于皮肤表面麻醉时，需要涂敷的时间适当延长，不少于 1h。此外，对于不同机构使用的其他表面麻醉药，多数情况下利多卡因含量较高，相对而言，起效速度加快。

（6）涂抹表面麻醉之后，需要进行密切观察，注意眼周、口周、鼻周等部位是否有红斑等过敏反应，并询问求美者是否有烧灼、刺痛及其他不适症状，以及时发现并终止可能发生的过敏现象。一旦出现过敏反应，应及时大量清水冲洗去除表面麻醉药，尤其注意皱褶部位及毛发部位的表面麻醉药残留。清除表面麻醉药后可以给予镇静、保湿处理，必要时进行红光治疗及给予口服抗过敏药物等。

2. 表面麻醉药使用的注意事项

（1）使用表面麻醉药前应仔细询问患者的过敏史及既往治疗史。

（2）此外，表面麻醉药不能用于开放性伤口表面，如患者治疗部位有开放性伤口应注意避开，并在开放性伤口表面进行适当保护（物理性遮盖或涂抹红霉素软膏、莫匹罗星软膏等药物）。

二、口服镇痛药

（一）口服镇痛药概述

1. 口服镇痛药物主要作用于中枢或外周神经系统，选择性抑制和缓解各种疼痛，减轻疼痛而导致的恐惧紧张和不安情绪的药物，包括以吗啡为代表的麻醉性镇痛药和以阿司匹林为代表的解热镇痛抗炎药。

2. 麻醉性镇痛药主要作用于中枢神经系统，临床上应用的麻醉性镇痛药主要有阿片生物碱类、人工合成类镇痛药，代表药物如芬太尼、吗啡、可待因、喷他佐辛（镇痛新）、纳洛酮、哌替啶、曲马多等。

3. 解热镇痛类抗炎药的作用部位主要在外周，包括水杨酸类、苯胺类、吡唑酮类、吲哚乙酸类、灭酸类、丙酸类及昔康类，代表药物包括阿司匹林、对乙酰氨基酚、双氯芬酸、布洛芬、吲哚美辛、萘普生、尼美舒利、塞来昔布等。

（二）口服镇痛药物的种类及时机

对于不能耐受表面麻醉的人，可以考虑配合口服部分止痛药物，这样能够缓解部分疼痛，因此对于治疗的耐受性会显著增加。

1. 塞来昔布胶囊

本品为解热镇痛类抗炎药，主要通过抑制环氧合酶 –2（COX–2）的活性，抑制前列腺素的合成，进而发挥镇痛、抗炎、解热作用。该药起效时间约 1h，血药浓度峰值为 3h，半衰期为 11h，单剂口服 100～200mg 是安全且有效的。值得注意的是，该药可增加发生严重心血管血栓事件的风险，胃肠道溃疡和出血病史者慎用。

2. 盐酸曲马多

本品为非吗啡类强效镇痛药，主要作用于中枢神经系统与疼痛相关的特异受体。无致平滑肌痉挛和明显呼吸抑制作用，镇痛作用可维持 4～6h。口服，每次50～100mg，必要时可重复服用。

3. 氨酚待因片

本品为复方制剂，其组分为：每片含对乙酰氨基酚 0.3g，磷酸可待因 15mg。对乙酰氨基酚成分主要通过抑制前列腺素的合成（抑制前列腺素合成酶）及阻断痛觉神经末梢的冲动而产生镇痛作用，后者可能与抑制前列腺素或其他能使痛觉受体敏感的物质（如 5– 羟色胺、缓激肽等）的合成有关。解热作用是通过下视丘体温调节中枢产生周围血管扩张，通过增加皮肤的血流、出汗及热散失而发挥。磷酸可待因为吗啡的甲基衍生物，对延脑的咳嗽中枢有直接抑制作用，镇咳作用强而迅速，强度约为吗啡的 1/4。此外，其还有镇痛和镇静作用，镇痛作用强度约为吗啡的 1/10，但仍强于一般解热镇痛药，系中枢型弱阿片类镇痛药。服用本品，有可能出现消化道反应，呼吸抑制较弱，成瘾性较低。两药合并给药具有镇痛协同作用，同时又仍能发挥各自原有的作用。

4. 氯芬待因片

本品为复方制剂，其组分为：每片含双氯芬酸钠（$C_{14}H_{10}Cl_2NNaO_2$）25mg，含磷酸可待因（$C_{18}H_{21}NO_3 \cdot H_3PO_4 \cdot 3/2H_2O$）15mg。

上述药物除了塞来昔布外，均为国家特殊管理的第二类精神药品，必须严格遵守国家对精神药品的管理条例，按规定开写精神药品处方和供应、管理本类药品，防止滥用。普通门诊部或者医美诊所不一定有此类药物，可以考虑使用其他一些能缓解紧张和焦虑的药物。

（三）能缓解紧张及焦虑的药物

对黄金射频微针治疗中的痛感来说，确实有一定程度的疼痛，而大部分求美者由于对治疗的恐慌和恐惧感，加重了痛觉的不适感，而难以耐受治疗过程和实际操作，因此可以考虑对其紧张进行一定程度的干预，也有助于增加配合程度完成治疗。

1. 地西泮片

成人常用量：抗焦虑，每次 2.5～10mg，每日 2～4 次；镇静，每次 2.5～5mg，每日 3 次；催眠，5～10mg 睡前服用。为了达到黄金射频微针的镇痛效果，可以术前 2h 左右口服 5mg，待药物发挥作用后开始进行治疗。阿普唑仑也可以酌情使用，但需提前告知求美者。

2. 盐酸氟西汀片

本品为 5- 羟色胺再摄取抑制药，主要抑制中枢神经对 5- 羟色胺的再吸收，主要用于治疗抑郁症及其伴随的焦虑症状。在黄金微针治疗前，对于有明显紧张及焦虑情绪的求美者，可于治疗前 2h 单次口服盐酸氟西汀片 20mg，通常在服用该药 6～8h 后血药浓度达到峰值，半衰期为 4～6 天。可能出现的不良反应包括胃肠道不适、厌食、腹泻、神经系统症状、皮疹等。

三、导入修复产品镇痛及其他镇痛方法

（一）导入修复产品镇痛

瞬时受体电位香草酸亚型 1（TRPV1）是一种对钙离子有高渗透性的非选择性阳离子通道。TRPV1 是瞬时受体电位（TRP）超家族中，第一个被发现存在于哺乳动物中的成员，其主要在中枢和外周的中小型感觉神经元末端表达，在调控伤害性刺激方面起到了重要作用。

能引起疼痛的多种因素都可以激活 TRPV-1，特别是炎性痛和热敏痛，如辣椒素及其类似物质、缓激肽、ATP、脂肪衍生物、前列腺素 E_2、神经营养因子、其他的炎性刺激离子等，都能直接或者间接激活该受体，引发或者促进疼痛进程。

TRPV1 拮抗药不会引起细胞内钙离子的大量聚集，而是通过抑制钙离子内流，从而抑制辣椒碱引起的伤害性感受和热痛觉增敏，尤其是减少在不同炎症模型中的热痛觉增敏和减弱急性热伤害性感受，避免了 TRPV1 激动药的不良反应。

目前市面上有一些针对 TRVP-1 受体的拮抗性成分，既有来源于对天然产物进行结构修饰获得的芳基脲类化合物，也有来源于对高通量筛选获得的先导化合物进行结构改造而得到的衍生物，除此之外，近年来还发现并修饰了许多其他结构类型的 TRPV1 拮抗药。

这些拮抗药可以被加入械字号产品或者某些美塑产品中，从而获得舒缓镇痛的作用。也有一些产品加入了薄荷醇等成分，这样可以减轻局部治疗中因为射频能量释放出现的烧灼感，在一定程度上减轻疼痛。

（二）冷敷、冷喷、冷风机镇痛

1. 机制

冷敷、冷喷或冷风机镇痛主要通过降低皮肤表面温度，使外周血管收缩、外周血流量下降，并且能够改变血管通透性，减少渗出，防止水肿，同时可使细胞的代谢减弱、神经兴奋性降低，从而达到镇痛的目的。

2. 冷处理镇痛

在黄金射频微针治疗中，为了增加镇痛效果，可以提前用无菌手套装入小冰块或者冰锤，当在准备局部发射射频时，先局部冷敷，然后局部发射能量，这样能将局部痛感降低。

而如进行热玛吉等治疗时，直接在皮肤表面喷制冷剂，有助于镇痛和避免烫伤。冷风机也可以在治疗中结合使用。

（三）麻醉科镇痛

如果在较大机构如门诊部或者医院内进行治疗，在有麻醉科医师参与的情况下，可以选择一些其他镇痛方法。进行相关的镇痛治疗需要在有完善的抢救措施和麻醉科医师在场的情况下完成。可根据麻醉科医师的要求，签署知情同意书，进行术前评估，随后进行相应处理。此类治疗措施在临床上非常普遍，如在无痛胃镜、无痛肠镜、无痛人流等操作中，静脉给药进行镇痛非常普及。

1. 丙泊酚静脉注射

丙泊酚是一种起效迅速、短效的全身麻醉药，属于烷基酸类的短效静脉麻醉药。静脉注射后迅速分布于全身，40s 内可使使用者进入睡眠状态，麻醉迅速、平稳，麻醉恢复迅速，约需 8min。其镇痛作用较弱，可与镇痛药同用。本品禁用于颅内压升高和脑循环障碍的患者，心脏病、呼吸系统疾病、肝肾疾病患者慎用。丙泊酚的镇痛效果确切，求美者感受舒适，使操作医生有充足的时间完成黄金微针等治疗。

2. 笑气镇痛

笑气即一氧化二氮（N_2O），是一种无色有甜味的气体，在室温下稳定，但在高温下能分解氮气和氧气。笑气镇痛是指将笑气与氧气按比例（1：1）混合后用于吸入性镇痛的方法。笑气镇痛起效快，通过抑制中枢神经系统的兴奋性及神经递质的释放和神经冲动的传导而产生作用。笑气用于麻醉，对呼吸道无刺激，对心、肺、肝、肾等重要脏器功能无损害。在体内不经任何生物转化或降解，绝大部分仍以原药随呼气排出体外，仅有小量由皮肤蒸发，无蓄积作用。吸入后只需 30～40s 即产生镇痛作用，镇痛作用强而麻醉作用弱，求美者在整个治疗过程中处于清醒状态，避免了全身麻醉的并发症，术后恢复快。

需要注意的是：①吸入气体中的氧气浓度不得低于 20%；②麻醉终止后应吸入纯氧 10min，以防止缺氧；③当受术者有低容量血症或明显的心脏病时，可引起严重的低血压；④氧化亚氮对有肺血管栓塞的患者可能是有害的。

四、局部神经阻滞麻醉

外用表面麻醉药进行黄金射频微针治疗时，仍有部分求美者对于治疗过程中的疼痛不能耐受，如进行局部浸润麻醉，则求美者痛苦较大、术后肿胀明显。在实际的治疗过程中，一般比较难以耐受的部位主要是 T 区、面颊、口周等部位，这些部位可以通过对眶上神经、眶下神经、颏神经等进行有效的阻滞麻醉，即可使患者耐受整个治疗过程。绝大部分皮肤科医师都可以完成，也较易普及。

面部神经阻滞麻醉

1. 定义

神经阻滞麻醉，是将局麻药注射到人体的神经干、神经节或神经丛旁，暂时阻滞该神经的传导功能，使受该神经支配的区域产生麻醉作用，也称周围神经阻滞。颜面部手术或治疗有 8 条神经可供阻滞，可根据具体施术范围选择其中的几条或全部进行阻滞。

通常用 1% 利多卡因进行神经根阻滞麻醉。为减少术中出血和保证剥离平面的平整，根据治疗需要，术区皮下可辅加浸润注射适量的 0.2% 利多卡因肾上腺素（1∶40 万）溶液。

2. 常用的面部神经阻滞部位及作用范围（图 6-1 和图 6-2）

(1) 颏神经：注药 1～2ml，牵开上唇，在第 2 尖牙下方的颏区有时可以触及此神经。

麻醉范围：下唇以下，两侧至颏面沟，下至颌骨下缘。

(2) 眶下神经：穿出点约位于虹膜内侧缘垂线，距眶下缘 4～7mm 处。左手示指置于眶下缘，受术者正视前方，术者右手握 5ml 注射器，自鼻面沟内侧与鼻翼沟之间进针，于眶下缘 4～7mm 处刺及骨面，多可直接进入眶下孔，或在此点周围注药 1～2ml。

麻醉范围：几乎整个鼻侧壁、全部鼻翼、鼻小柱基底部、整个上唇及口裂外侧 1～1.5mm，眼睑内侧下方的颊区、下眶部也会有麻木感。

(3) 鼻背神经：穿出点位于鼻骨与鼻翼软骨交界处，距鼻中线 6～9mm 处。左手拇指和示指触及鼻中线，触知鼻骨下端，在鼻骨中线外 6～10mm 处注药 1～2ml。

麻醉范围：鼻软骨背面和鼻尖的皮肤。

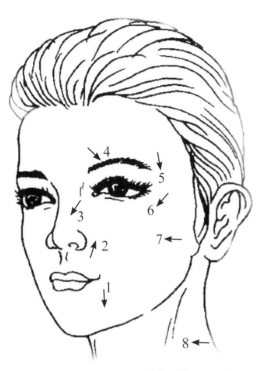

▲ 图 6-1　面颈部常用神经阻滞点

1. 颏神经；2. 眶下神经；3. 鼻背神经；4. 眶上神经束；
5. 颧颞神经；6. 颧面神经；7. 三叉神经的下颌神经；
8. 耳大神经

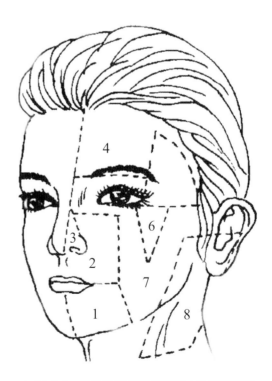

▲ 图 6-2　面颈部常用神经阻滞点的麻醉范围

1～8 分别为图 6-1 中 8 条神经的麻醉范围

（4）眶上神经束（眶上 – 滑车上 – 滑车下神经）：眶上神经自眶上切迹穿出。滑车上神经伴随同名血管走行，滑车下神经在滑车下方穿出眶壁。先在到达眶上切迹前于肌肉下注药 1～2ml，再稍向内移动，注药 1ml，最后将针头触及鼻骨注药 1ml。

麻醉范围：①从颞中线或颞融合线至中线的额部皮肤；②上睑皮肤内侧约 50%；③中线和上颞线之间的额顶部皮肤，向后可达两耳轮后缘所作垂直线以前的皮肤。

（5）颧颞神经：为颧神经 1 支，经眶壁穿出到颞窝前部，其穿出位置约在外眦水平线下 1cm。于眶外侧壁后方自颧额缝（可触及）向下刺入 1～1.2mm，达外眦水平线下约 1cm 注药 2ml。

麻醉范围：上界与眶上神经额部阻滞范围相连，下界自外眦水平向后至发际内进入颞部头皮。

（6）颧面神经：将左手示指放在眶下、外侧壁交界处，颧面神经正好位于指尖外侧约 1.5cm 直径的范围内，注药 1～2ml。

麻醉范围：约为一倒三角形，上界在眶下缘外侧 1/3 向外 3cm，为等腰三角形的底；尖部位于下颌骨前支最低部的前方，约在颊中部；三角形的中心在颊最突出处。

（7）三叉神经的下颌神经：阻滞此神经时，进针点位于耳屏前 2.5cm 处，乙状切迹中间。长注射针头接 5ml 注射器，塑胶薄片穿于针头作为长度标记，自乙状切迹垂直刺入至翼板，塑胶薄片随针头进入而后退。退出针头接近皮肤表面，在第 1 次穿刺方向向后倾斜 10°～15° 改变进针方向，停在触及翼板的同一进针深度回抽，无血注药 3～4ml。

麻醉范围：外耳下 1/3 及耳后下部皮肤，从耳屏向下达下颌角，向前 3～4cm。

（8）耳大神经：其阻滞点约在外耳道下方 6.5cm 胸锁乳突肌中线上。在肌肉的浅筋膜表面注药 2～3ml。

麻醉范围：颊区大部分（向下达下颌骨下缘以下，向后与耳大神经阻滞区相连，向前与眶唇麻木区相连），耳上部及耳颞发际区。

3. 注意事项

局部进行神经阻滞 3～5mim 后，阻滞区产生麻木感，可维持麻醉效果 3.5h。熟悉解剖和操作轻柔是决定阻滞效果的关键因素。绝大多数皮肤美容医生由于习惯了表面麻醉，对于局部神经阻滞麻醉的重视和熟悉程度不够，建议在临床上引起足够重视，充分掌握这些技术，才能更好的提升满意度。

(1) 注药前保证回抽无血，在阻滞三叉神经第 3 支时回抽无血更为重要，因为上颌血管紧贴此神经走行。

(2) 在进行多条神经全面部阻滞时，为避免局部麻醉药超过限量，可分部位先后阻滞，避免在短时间内注射过量局部麻醉药。利多卡因的安全剂量为 50～300mg，一般不超过 150mg。

五、操作中的镇痛细节

黄金射频微针操作过程中，特别是在口服镇痛药联合表面麻醉药使用过程中，一些操作中的细节调整可以有助于疼痛的缓解。

（一）分区卸表面麻醉药

1. 黄金射频微针的操作时间

一般根据治疗头的针数和发射的频率来确定操作所需要的大概时间，一般全面部在 0.5Hz 作用下，30～40min 即可完成；而在 1Hz 作用时，一般需要超过 50min。

25 针的治疗头和 49 针相比，如果需要造成的针眼数目一致，则 25 针需要比 49 针治疗头多 1 倍的操作时间，这个时间相对来说比较长。

如果治疗开始前即卸掉全部的表面麻醉药，由于局部表面麻醉的有效镇痛时间大概为 15min，所以等治疗头作用到治疗局部时，局部的表面麻醉效果已经接近消退，那么这样就相当于没有进行表面麻醉，无法取得良好的镇痛效果。

2. 分区卸表面麻醉，分区进行治疗

在进行黄金射频微针治疗时，需要将面部涂敷表面麻醉药的区域划分为几个部分，确保每个部分能够在 5min 内完成局部的治疗。

随后去除下一个拟治疗部位的表面麻醉，并消毒，治疗头也随之移行到下一个部位进行处理，这样能够确保疼痛程度不显著。具体的划分习惯根据个人的感受来确定，笔者的操作顺序见图 6-3。

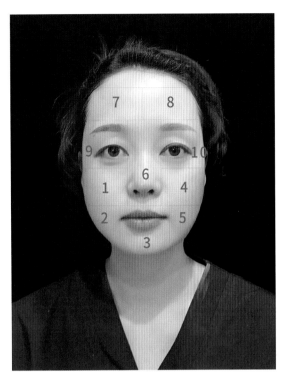

▲ 图 6-3　黄金射频微针表面麻醉去除顺序

（二）小范围魔方治疗

1. 一遍打法的传统

在传统治疗中，黄金射频微针的治疗方法，往往都是将卸掉表面麻醉的区域按照顺序一排一排的治疗。完成之后返回到初始治疗的位置，重复进行治疗，此时重复治疗可以选择的治疗深度和能量，可能和第 1 次治疗时不同。

这种传统治疗方法的不足在于，当涂敷表面麻醉局部未被针头刺穿时，表面麻醉可以持续 15min 左右的功效，但是一旦局部皮肤被刺穿，则此时表面麻醉镇痛作用的维持时间，一般为 3～5min。这也是所有有创治疗中无法回避的问题。

2. 小范围魔方打法

考虑到上述因素，笔者在治疗中，根据操作习惯和仪器的频率进行了操作顺序的改良，作为小范围魔方打法。具体来说，就是在治疗的局部，把之前卸掉表面麻醉的局部分为三部分，每一部分采用 3×3、4×4、5×5、4×5、3×5 等重复治疗。

以 4×4 为例，先连续打四下，然后第二排紧接其上打四下，第三排和第四排依次类推。随后重复从第一下治疗的位置开始，重复进行第二遍的治疗。完成第二遍之后，可以进行第三遍的治疗，其中第二遍和第三遍治疗时，可以选择深度、射频作用时间和能量参数的不同（图 6-4）。这样在局部一小片范围的操作，完全可以

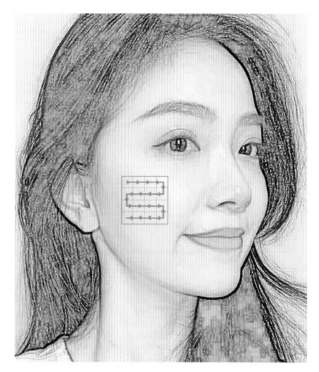

▲ 图 6-4　小范围魔方打法（4×4）

在 3～5min 完成，可以确保治疗中的表面麻醉的镇痛作用仍然存在，此时痛感轻微甚至完全没有。

随后进行下一个方块的魔方类似处理。此时后期痛处，更多在第一个模块处理的边缘部位。这个局部可以配合稀释之后利多卡因溶液湿敷，或者涂抹、外用 TRPV-1 受体拮抗药，以及用冷敷或者冷风机处理，改善痛感。

（三）黄金射频微针治疗中的联合镇痛

这种联合镇痛主要立足在前期口服止痛药的基础上，然后在实际操作中使用魔方法处理类似过程。此时求美者最容易感觉到疼痛的地方，更多在第一个模块处理的边缘部位。

此时，因为已经有黄金射频微针的针眼，可以在准备进行治疗区域的邻近部位，先使用利多卡因溶液局部涂抹，随后导入一些镇痛成分；并且对即将治疗的局部进行冷敷，或者治疗时候给予冷风机辅助镇痛。

经过上述综合处理，能够将求美者的痛感降到最低，绝大多数求美者能够耐受治疗过程中的疼痛，鲜有因疼痛不能耐受而中断治疗者。

　　注意：很多人在疼痛时会憋气，建议医生一定要教育求美者避免憋气，在针体进入皮肤并打算发射射频时候继续深呼吸。

（马小莹）

参考文献

[1] Dai R, Xie H, Hua W, et al. The efficacy and safety of the fractional radiofrequency technique for the treatment of atrophic acne scar in Asians: A meta–analysis[J]. J Cosmet Laser Ther, 2017, 19(6):337–344.

[2] Koç E. Use of combined fractional carbon dioxide laser and fractional microneedle radiofrequency for the treatment of acne scars: A retrospective analysis of 1–month treatment outcome on scar severity and patient satisfaction[J]. J Cosmet Dermatol, 2020, 19(1):115–121.

[3] 梅喜雪，王斌，向红，等 . 复方利多卡因乳膏表面麻醉效果观察 [J]. 中国美容医学，2007，16(8):1134–1134.

[4] 杨又春，涂小文 . 皮肤表面麻醉药 EMLA 乳膏的药理与临床应用 [J]. 国外医学：麻醉学与复苏分册，1995.

[5] Gonzalez R, Dunn A, Williams L, et al. Histopathology after lidocaine/prilocaine cream administration for vulvar biopsy[J]. J Cutan Pathol, 2021.

[6] Heydari F, Khalilian S, Golshani K, et al. Topical ketamine as a local anesthetic agent in reducing venipuncture pain: A randomized controlled trial[J]. Am J Emerg Med, 2021, 48:48–53.

[7] CAROLYNJ. SACHS, 吴晨 . 治疗急性非特异性疼痛的口服止痛药 [J]. 中国实用乡村医生杂志，2005, 12(007):51–52.

[8] 冯洁，李丽 . 加巴喷丁治疗神经病理性疼痛的研究进展 [J]. 医学综述，2011, 17(014):2167–2169.

[9] 陆建立 . 依托考昔治疗急性痛风性关节炎的临床观察 [J]. 实用药物与临床，2014(04):451–454.

[10] 郝永强，干耀恺，朱振安 . 塞来昔布对骨科围手术期镇痛的疗效评估 [J]. 中国矫形外科杂志，2007:131–133.

[11] Lipton RB, Munjal S, Dodick DW, et al. Acute Treatment of Migraine with Celecoxib Oral Solution: Results of a Randomized, Placebo–Controlled Clinical Trial[J]. J Pain Res, 2021, 14:549–560.

[12] 俞立英，鲍继桂 . 舒尔芬镇痛效果临床评价 [J]. 中国药物依赖性通报，1997, 6(2):86–86.

[13] 夏丹 . 构建"零"分疼痛护理新模式打造"满"分美丽至臻心体验——整形美容外科持续推进无痛护理模式的实践与体会 [J]. 当代护士（下旬刊），2019, v.26(07):185–189.

[14] 梁丹丹，胡帅，陈锦云，等 . 低强度聚焦超声缓解慢性软组织损伤疼痛的多中心研究 [J]. 中国疼痛医学杂志，2020, v.26(01):54–58.

[15] de Oliveira HA, Antonio EL, Silva FA, et al. Protective effects of photobiomodulation against resistance exercise–induced muscle damage and inflammation in rats[J]. J Sports Sci, 2018, 36(20):2349–2357.

[16] Domínguez Camacho A, Bravo Reyes M, Velasquez Cujar SA. A systematic review of the effective laser wavelength range in delivering photobiomodulation for pain relief in active orthodontic treatment[J]. Int Orthod, 2020, 18(4):684–695.

[17] Ablon G. Phototherapy with Light Emitting Diodes: Treating a Broad Range of Medical and

Aesthetic Conditions in Dermatology[J]. J Clin Aesthet Dermatol, 2018, 11(2):21–27.

[18] 兰海龙 , 张建 , 杨壮群 , 等 . 笑气吸入镇静和无痛注射麻醉应用于口腔种植的临床研究 [J]. 中国美容医学 , 2010, 19(007):1035–1036.

[19] 朴香淑 , 周丽萍 . 笑气与异丙酚用于无痛人工流产术中镇痛效果对比分析 [J]. 中国美容医学杂志 , 2011(s6).

[20] 刘清武 , 丛悦 , 关志亮 . 神经阻滞麻醉在面部美容中的应用 [J]. 中国社区医师 , 2018, v.34(04):30–31.

[21] 曹彦 , 朱淑萍 , 梁秀花 . 神经阻滞麻醉行面部透明质酸填充术的临床效果 [J]. 中华医学美学美容杂志 , 2015, 21(2):116–117.

[22] 陈启智 , 刘流 , 韩承柱 . 临床麻醉技术及神经阻滞图谱 [M]. 长沙 : 湖南科学技术出版社 , 2002.

[23] 李魁君 , 李春刚 , 刘兴君 . 辣椒素受体 (TRPV1) 的生物学作用及其作为药物靶点的研究进展 [J]. 沈阳药科大学学报 , 2011, 028(011):917–927.

[24] Liviero F, Scarpa MC, De Stefani D, et al. Modulation of TRPV–1 by prostaglandin–E2 and bradykinin changes cough sensitivity and autonomic regulation of cardiac rhythm in healthy subjects[J]. Sci Rep, 2020, 10(1):15163.

第7章　黄金射频微针的联合治疗

一、黄金射频微针联合美塑疗法

随着医疗美容的发展，发源于欧洲的美塑疗法越来越受到临床的关注。其使用范围广泛，临床上适应证众多，同时临床操作相对简单，有效使用可以获得比较理想的临床效果。而对于机构来说，不需要额外添加成本比较高的仪器设备，所以备受人们的关注。此外，市面上的美塑相关产品种类多样，包括国产和国外进口的产品，品种齐全，可供临床选择的比较多。

故而，在黄金射频微针的治疗中，与美塑疗法的联合治疗是不可能回避的。而由于黄金射频微针的治疗中本身会打开皮肤通道，在一定程度上使得导入产品成分更为容易，所以可以说有得天独厚的联合美塑疗法的优势。这就要求黄金射频微针的操作医生同样需要深入了解和熟练掌握美塑疗法。

（一）美塑疗法概述

美塑疗法也被称为中胚层疗法，其来源为英文拼写（meso-therapy）。部分学者利用音译，翻译成为美塑疗法。其由 Dr.Michel Pistor 于 1952 年首先实践，并将其应用于临床治疗上的各项疾病，包括运动伤害、关节酸痛及皮肤相关病变等。

在皮肤疾病及皮肤美容的相关处理上，美塑疗法获得了长足的进展，主要得益于皮肤这一器官是外在暴露的，可以非常容易地通过注射器及针头的损伤，将某些特定物质直接注射进入靶向部位的局部皮肤，确保局部有比较高的药物浓度或者功能性成分，从而达到其治疗效果。因此，美塑疗法算是一种微创的局部注射技术（图 7-1）。

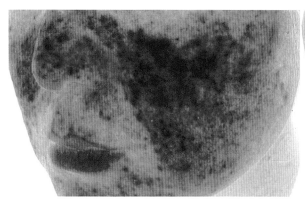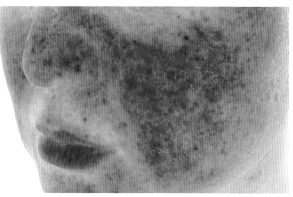

▲ 图 7-1　黄金射频微针联合美塑疗法效果

图示黄金射频微针联合胶原水光注射治疗敏感皮肤。治疗前（左）；治疗后（右）

1. 美塑疗法的临床优势

(1) 便捷性：美塑疗法主要依靠各类不同型号注射器针头来完成，临床获取非常方便，不需要添置各类大型仪器设备。此外，由于皮肤这一器官外在暴露的特殊性，使临床操作非常便捷。

(2) 安全性：在美塑疗法中，由于特定药物直接注射进入局部皮肤，不需要进行输液或者口服，这样可以有效控制注射的药物作用层次在真皮或者皮下组织中，从而发挥其治疗效应。最为关键的是，这些药物没有胃肠道吸收和肝脏的代谢过程，而直接到达靶组织，不会出现胃肠道刺激反应和对肝脏代谢产生负担。当然，临床中也偶尔出现全身性过敏性反应，即便如此，安全性也相对较高。

2. 美塑疗法的产品成分

美塑产品中目前主要有两类，一类为一些研发厂家生产的现成的配方产品，还有一类是医生用不同的可以注射的成分，自己直接配置的产品或者成分。主要成分展示如下。

(1) 透明质酸：除了作为美塑产品的核心成分之一，透明质酸可能只能进入局部真皮，维持其余功能性成分的均匀分散。在注射进入真皮之后，可以补充局部透明质酸含量。由于透明质酸的大分子特性，还可以把一些水溶性物质包裹在中间，使其在局部能够维持的时间，比直接注射这些物质后自然存在的时间更长。

① 临床中多使用非交联的透明质酸，持续时间较短。

② 一些微交联透明质酸逐渐在临床普及，持续时间有所延长。

③ 医生自己配制时，可以使用 0.1ml 左右的交联型透明质酸和 1ml 非交联透明质酸，通过三通管配制均匀，也可以获得持续时间延长的效果。

(2) 水：作为美塑疗法中的主要溶剂发挥作用，也是很多美塑产品中含量最高的成分。

(3) 功效性成分：①溶脂活性物质，包括咖啡因、左旋肉碱、磷脂酰胆碱、牛磺酸等；②抗皱物质，包括 A 型肉毒毒素、六胜肽、二甲乙醇胺（DMAE）等，可以改善肌肉张力的成分；③维生素类，主要是水溶性维生素，如维生素 C、维生素 B_1、维生素 B_2、维生素 B_6、维生素 B_5 等其他功能性成分等。

(4) 各种水溶性抗氧化剂：如维生素 C、辅酶 Q10、谷胱甘肽等。

(5) 某些植物提取物：如积雪草提取物、银杏提取物、丹参提取物等。

3. 美塑疗法的器械

(1) 注射针头：有单针针头或三针针头，水光注射针头主要为 5 针或 9 针，可以使用注射器及某些微量注射仪器。

(2) 滚轮微针：滚轮微针在临床中的使用非常普遍，一个滚轮上有多个针头。临床通常利用滚轮微针处理之后，随之进行某些美塑成分的涂抹导入。

(3) 图章微针：塑料图章上有固定数目的微针。与滚轮微针类似，其长度也有不同的固定模式，还有一些可以调整针头长度的图章微针。图章微针有圆形和方形两种形状。

(4) 电动微针：也是图章微针的一种，即利用电动马达驱动微针针头。

（二）美塑疗法的适应证和禁忌证

1. 适应证

在皮肤美容的范畴中，美塑疗法的适用范围非常普遍。目前在业界已经有一个相对的共识，从临床治疗的原理来说，除了太田痣、褐青色斑、雀斑、咖啡斑等必须要使用激光治疗才能解决的问题外，绝大部分的皮肤美容问题，都可以使用美塑疗法来解决或者改善。

(1) 痤疮相关问题，包括粉刺，可以使用粉刺针、单针、单针射频等处理，这也可以归入美塑疗法的范畴；炎性丘疹、脓疱、痘印、凹陷性瘢痕（痘坑）都可以使用美塑疗法。

(2) 色素性问题中，可以用于黄褐斑的处理，也可以处理口周肤色暗黄等表现，还可以用来处理黑变病、色素沉着等表现。

(3) 衰老相关表现，如局部皱纹、颈纹、妊娠纹等可以处理，以及用于局部皮肤松弛下垂的处理。

（4）毛孔粗大、局部皮脂分泌过于旺盛等，也可以用美塑疗法解决。

（5）敏感皮肤、玫瑰痤疮、激素依赖性皮炎等炎症相关性疾病，都可以用美塑疗法进行处理。

2. 禁忌证

（1）如患有艾滋病、梅毒等传染性疾病；患白血病、严重出血性疾病、凝血功能障碍性疾病、贫血等。

（2）需要心理专业医师进行干预的疾病，如精神性疾病、严重抑郁症、严重焦虑等。

（3）哺乳期、妊娠期一般不建议进行治疗。

（4）有同形反应的疾病，如面部泛发性湿疹渗出明显、泛发扁平疣、银屑病活动期、扁平苔藓或者面部脓疱疮等疾病，需要限制美塑疗法的使用。此外，面部疱疹活动期也需要改善后进行处理。

（三）黄金射频微针和美塑疗法联合的注意事项

由于黄金射频微针具有射频发射造成热损伤的功能，此外还有针尖刺入皮肤出现的美塑方法的通道，这样可以使部分美塑产品通过直接涂抹后吸收而发挥作用。临床中将黄金射频微针和美塑疗法联合治疗时，需要注意如下内容。

1. 疗程设置

（1）如果需要同时进行黄金射频微针和美塑疗法的疗程，则建议在可能的情况下，首先进行黄金射频微针治疗，在进行治疗的同时即可适度导入部分美塑产品。此后为了更进一步提升美塑的治疗效果，可以在适当修复后，在局部皮肤温度略降低之后，进行美塑疗法的处理。这适用于同一天进行处理的人群。

（2）对于敏感皮肤患者，常规建议首先进行美塑疗法及舒敏修复的处理，待敏感皮肤的严重程度恢复之后，判定其皮肤状态可以耐受黄金射频微针时方可进行。

（3）存在痤疮的人群进行黄金射频微针治疗时，可以直接配合祛痘相关的美塑套装产品联合处理。

（4）在进行下一次黄金射频微针时，最好和上次美塑疗法的治疗间隔1个月以上。笔者曾经发现，美塑疗法如水光等治疗措施，其效果的维持时间为1～1.5个月，如果有胶原类成分的美塑治疗，则时间更长。这就要求给予合理的治疗间隔，避免因为黄金射频微针的加热作用，导致局部的透明质酸或者胶原发生降解而减弱其功效。

(5) 如果需要配合美塑疗法进行局部溶脂处理，改善局部橘皮组织或者脂肪肥厚，则可以在黄金射频微针处理之前，先进行 2～3 次的美塑疗法处理；随后的疗程中进行正常处理。

2. 能量选择和把控

(1) 敏感人群建议适当降低能量，操作针眼密度也需要降低。如果能量比较高，则很容易诱发敏感皮肤出现相关反应。

(2) 存在黄褐斑的人群在接受黄金射频微针治疗时，面颊和颧骨部位需要使用较低的能量，局部黄金射频微针的重叠次数需要减少，避免诱发或者加重黄褐斑。

二、黄金射频微针联合肉毒毒素及透明质酸

微整形是当前美容的热点项目，临床大部分求美者都会或多或少地接触或接受这一类的治疗措施。这就要求在黄金射频微针治疗时，必须要考虑到 A 型肉毒毒素和透明质酸等产品的成分特点，以及求美者的诊疗经过，充分认识临床最常见的产品使用部位。

（一）A 型肉毒毒素的常见注射部位及疗程

1. A 型肉毒毒素概述

自从 1989 年美国批准 A 型肉毒毒素在临床使用，到现在已经 30 余年。该产品显著促进了医学美容行业的发展，使美容成为可以标准化的成分和产品。使用 A 型肉毒毒素的人群越来越多，所以要求临床相关专业的医师尽量学习和完善有关理论。

(1) A 型肉毒毒素可以作用在运动神经末梢的神经肌肉接头处，抑制突触前膜释放乙酰胆碱，导致局部肌肉出现松弛性麻痹。

(2) A 型肉毒毒素对肌肉的麻痹作用可以在注射后 2～3 天出现，如果使用神经电生理监测可以有明确发现。

(3) A 型肉毒毒素能够直接减少传入的 Ⅰa 纤维传输，对感觉反馈发挥一定的调节作用；还能影响传递痛觉的感受神经元，抑制 P 物质释放，发挥止痛的作用。

(4) A 型肉毒毒素对支配腺体的副交感神经也有一定抑制作用，从而影响顶泌汗腺、外泌汗腺和唾液腺的分泌。

2. A 型肉毒毒素的常见注射部位

(1) 去皱最常见的作用部位为眉间纹、额部皱纹、眼周鱼尾纹、鼻背纹、颈纹等。

(2) 提升最常见的部位为下颌缘颈阔肌注射。

(3) 腋窝部位，腋臭、腋窝多汗症比较常见，临床上使用 A 型肉毒毒素处理腋窝多汗的效果非常明确。此外，腋臭也有使用 A 型肉毒毒素进行处理的。部分人群手足部多汗，也可以考虑使用肉毒毒素注射。

(4) 肌内注射 A 型肉毒毒素最常见的部位，可以出现改善局部曲线和外观，缩小肌肉体积的表现，如咬肌内注射、斜方肌注射、腓肠肌注射等。

(5) 局部血管功能调整的需要进行注射，这多集中在面部潮红的部位及 T 区，临床上采用微滴的注射方法为主。

3. A 型肉毒毒素的疗程

(1) 一般 A 型肉毒毒素注射之后，在局部存在并发挥作用的时间大约为 48h。这种抑制肌肉收缩的作用效果，一般持续时间为 4～6 个月，根据不同部位肌肉张力的差别、不同人的代谢能力而有所差别。

(2) 微滴注射一般在局部，药物的量比较低，所以其有效的持续时间为 2～3 个月。

（二）A 型肉毒毒素注射和黄金射频微针的疗程联合

1. 疗程设置

(1) 一般将黄金射频微针的第 1 次治疗放在前面，然后无须担心射频对 A 型肉毒毒素的影响，可以在黄金射频微针治疗完成，进行舒缓修复后，局部直接注射 A 型肉毒毒素。

(2) 黄金射频微针的治疗周期一般为 2 个月，建议第 2 次和第 3 次治疗时，在注射 A 型肉毒毒素的部位适当回避，减少局部的射频能量强度和射频作用时间，减少热因素促进 A 型肉毒毒素降解，从而影响 A 型肉毒毒素的疗效。

2. 联合治疗要点

(1) 下颌缘部位，当黄金射频微针处理之后，为了增加提升的效果，随后立即注射 A 型肉毒毒素放松颈阔肌上缘，这样可以产生提升效果（图 7-2A 和 B）。

(2) 对于眼周部位的细纹和皱纹，可以使用黄金射频微针处理，之后进行 A 型肉毒毒素注射，减少细纹。后期黄金射频微针进行治疗，减少眼周 A 型肉毒毒素部位的力度（图 7-2C 和 D）。

（3）面部进行黄金射频微针处理之后，可以在 T 区直接涂抹 20～30U 的 A 型肉毒毒素，这样能够辅助减少皮脂腺的分泌，增加黄金微针治疗油性皮肤和痤疮的效果。

（4）腋窝在进行黄金微针处理之后，建议不要立即注射 A 型肉毒毒素，因为损伤比较重，需要术后冰敷、舒缓修复治疗。2 周之后，在腋窝范围内注射，这样安全性和效果都可以得到较好的提升。

（三）透明质酸的常见注射部位及疗程

1.透明质酸概述

透明质酸也叫玻尿酸，是广泛存在在自然界的一种成分，人类或者其他动物来源的透明质酸化学结构完全相同，均为单一的双糖结构，没有物种的差别。

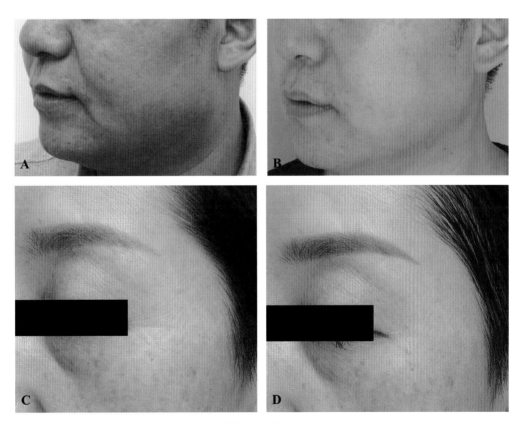

▲ 图 7-2 联合治疗

A 和 B. 黄金射频微针联合肉毒毒素进行下颌缘提升；C 和 D. 黄金射频微针联合肉毒毒素进行上半面部抗衰：治疗前（左），2 次黄金微针治疗联合肉毒毒素治疗后（右）。治疗后额纹、鱼尾纹明显减淡，额部丰满，面颊轮廓顺畅，面部肤质更加细腻饱满，毛孔明显减小

(1) 透明质酸为一种高分子的聚合物，是由单位 D- 葡萄糖醛酸及 N- 乙酰葡糖胺组成的高级多糖。D- 葡萄糖醛酸及 N- 乙酰葡糖胺之间由 β-1, 3- 配糖键相连，双糖单位之间由 β-1, 4- 配糖键相连。

(2) 透明质酸进入人体没有免疫源性，过敏率极低，是非常理想的生物学材料，广泛应用于眼科疾病、骨关节炎症、皮肤组织填充等。

(3) 透明质酸可以吸收大量水分，为组织提供容量和支持作用，在一定程度上辅助组织弹性，并产生一定的缓冲作用。

(4) 在体内自然存在透明质酸酶代谢的情况下，成人每天可以合成约 15g 透明质酸。其在人真皮中的存留时间比较短，半衰期为 1～2 天。如果局部补充的透明质酸超出其能降解的范围，则可以存留更长时间。最终的代谢产物是水和二氧化碳。

(5) 透明质酸进行交联处理，使得多条线性长链分子形成三维立体结构，生物稳定性显著加强，明显提升体内存留时间。其中双相交联和单相交联，又会出现存留时间的不同。单相交联的存留时间可以达到 1 年左右。

2. 透明质酸的常见注射部位

(1) 填充凹陷最常见的部位为泪沟、法令纹、木偶纹、太阳穴颞部凹陷等。

(2) 局部塑形最常见的注射部位为额部、鼻部、苹果肌。

(3) 其他纹理的填充处理包括颈纹、眉间纹、额纹、膨胀纹。

(4) 水光注射等保养类项目，主要集中在面部，也有手背、颈部等。

（四）透明质酸注射和黄金射频微针的疗程联合

1. 疗程设置

(1) 把黄金射频微针的第 1 次治疗放在前面，这样就可以不担心射频对透明质酸的影响。如果疗程先做黄金射频微针，一般 1 个月后进行水光等含有非交联透明质酸的注射。

(2) 黄金射频微针治疗后至少 2 周，可以进行局部交联型透明质酸的处理。后续的黄金射频微针治疗，尽量避开之前填充透明质酸的局部。

2. 联合治疗要点

(1) 部分微整形医师喜欢首先对面部有一定程度松弛下垂和凹陷的求美者进行填充，这样填充的剂量相对较多，临床上可以获得更为直接和迅速的改善，随后才考虑进行仪器抗衰处理。

(2) 笔者建议首先进行黄金射频微针的整体提升紧致，待 1～2 个月后，黄金射频微针的提升紧致效果出现，可以进行适当的局部凹陷填充。此时，所填充的量一定比进行黄金射频微针之前直接填充的要小；同时皮肤胶原新生和进一步紧致，能确保不出现填充之后因为透明质酸导致的轻微局部皮肤膨出松弛的表现，值得临床进行推广（图7-3）。

(3) 因为颏部填充部位范围较小，黄金射频微针后续治疗中回避该部位，不影响大局，可以放心进行。

(4) 法令纹及颞部填充之后，局部黄金射频微针处理需要回避，但是由于相对范围较大，对整体的仪器治疗效果有一定影响。为了改善法令纹，可以优先使用黄金射频微针高能量处理法令纹上方的面颊部位组织，达到收紧局部并改善法令纹的效果。

(5) 水光注射的部位，由于此类水光类透明质酸一般在体内的维持效果为1～1.5个月，所以水光注射后1个月可以进行下一次黄金射频微针的处理。

三、黄金射频微针联合酸焕肤

皮肤美容问题的处理中，酸焕肤处理也占到相当大的比例。在黄金射频微针治疗时，需要了解和掌握酸焕肤的处理疗程和不同的酸。

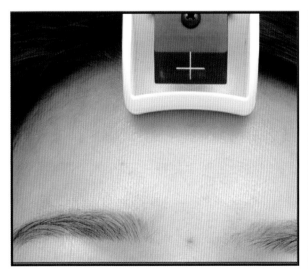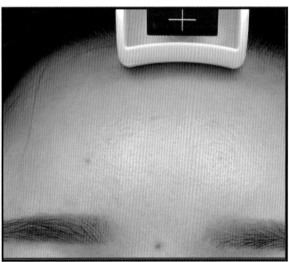

▲ 图7-3 黄金射频微针联合透明质酸填充进行面部年轻化治疗
治疗前（左）；治疗后（右）

（一）酸焕肤概述

利用不同浓度的酸作用在皮肤表面，在化学焕肤剂的细胞毒性及蛋白质的凝固作用下，表皮和真皮出现不同程度坏死，发生表皮角质层和真皮乳头坏死剥脱，角质形成细胞间黏合力降低，细胞代谢周期加快；真皮胶原纤维排列均一化、密度增加，弹性纤维发生改变。总体上促进皮肤细胞更新加速，使皮肤细腻，改善皮肤健康。

某些酸的作用可深达真皮浅层，能影响皮脂腺功能，抑制皮脂分泌，促进皮肤细胞再生，加速皮肤的新陈代谢，使肌肤更加健康。

(1) 常见酸焕肤：具体如下。

① α- 羟酸（AHA）是一种弱酸，在很多食物中都可以分离，最常见的有甘醇酸、苹果酸。AHA 是指在 α 位有羟基，它有两方面的作用，即保湿和抗角化。研究还发现，连续使用至 10 个月时，可以减少面部的细纹。

② β- 羟酸（BHA），代表成分水杨酸是从柳树皮、冬青叶中提取的。由于 BHA 具有脂溶性的特点，它能深入毛孔深处和含脂质多的角质层中，发挥抗氧化作用，并能清除毛孔中堆积的皮脂和黑头粉刺，减少痤疮的发生。在减少黑头和预防痤疮方面，BHA 的效果胜于 AHA。此外，BHA 在稳定性、刺激性和敏感性方面都强于AHA。BHA 用于焕肤的浓度为 20%~30%。

③ 复合酸是将不同类型的两种及两种以上的单酸组合在一起，不同的单酸作用机制互相弥补，以增强疗效。这样临床使用更为安全，因为通过组合可以有效降低单酸的浓度，减少刺激反应和酸烧伤的概率；其使用范围也更广泛，适合多种肤质和多种皮肤问题；通过不同机制酸的有效配比，达到取长补短的作用，使其效果更为理想。

(2) 酸焕肤的层次：具体如下。

① 浅层焕肤作用于表皮层，绝大部分 AHA 及 BHA 都可使用。

② 中层焕肤深达真皮乳头层，使用 35% 浓度的三氯乙酸或 Jessner 液。黄种人基本不考虑使用。

③ 深层焕肤深达真皮网状层，使用苯酚或者浓度＞ 40% 的 TCA。中国人基本上不考虑大范围使用。

（二）黄金射频微针和超分子水杨酸焕肤的疗程设置

(1) 针对敏感皮肤（图 7-4）：疗程如下。

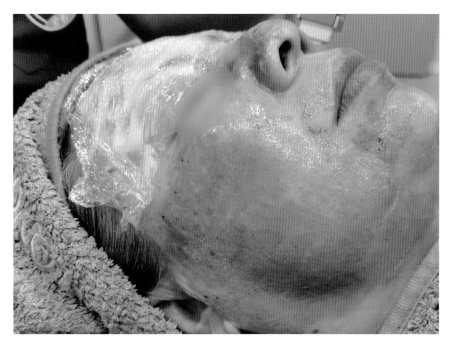

▲ 图 7-4　黄金射频微针联合酸处理治疗敏感皮肤，注意超分子水杨酸的白霜反应

① 虽然水杨酸有一定的抗炎作用，但是考虑到黄金射频微针的热损伤刺激，所以两次治疗的间隔一般设置为 2 周左右比较合适。

② 担心敏感暴发的阶段，可以日常使用低浓度水杨酸维护，待皮肤适应一个阶段后再进行下一步处理。

③ 部分情况下可以同时进行黄金射频微针和超分子水杨酸的处理，有两种方法，一种是首先进行超分子水杨酸，随后敷表面麻醉进行黄金射频微针；另外一种是首先进行黄金射频微针，在有针眼时，直接外涂超分子水杨酸，这样通过水杨酸的抗炎作用，促进术后炎性反应的消退。

(2) 针对痤疮：疗程如下。

① 对于油性皮肤及顽固痤疮，首先进行黄金射频微针的疗程，随后 2 周即可进行水杨酸焕肤处理，2 周后再次考虑进行黄金射频微针。

② 对于密集粉刺为主的损害，首先需要进行果酸处理，但是对于可能较为敏感的局部皮肤，果酸处理不能耐受时，就需要进行修复处理，然后才考虑进行黄金射频微针的处理。

③ 根据耐受性来确定疗程，下颌缘周围或者额部密集粉刺存在的前提下，可以在刷酸之后，经过短暂 1～2h 的修复，即可进行黄金射频微针处理（图 7-5）。

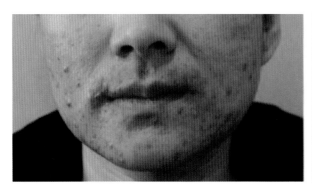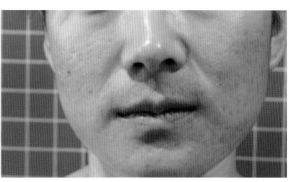

▲ 图 7-5　黄金射频微针联合酸处理治疗痤疮
治疗前（左）；治疗后（右）

四、黄金射频微针联合其他光电仪器

黄金射频微针治疗可以在临床上有很广泛的适用范畴，但是也仅仅是一种治疗手段，仍然需要强调和其他的光电类仪器设备的联合综合处理，才能在临床上收获最大化的治疗效果。

（一）皮秒及调 Q 激光

1. 仪器概述

(1) Q- 开关激光器：祛斑的主流仪器设备，其产生的激光脉宽窄（脉宽在纳秒或者皮秒级别），而每个脉冲的能量却很高，色素基团（如黑色素或文身色素颗粒）在瞬间吸收了如此高的能量后温度迅速上升，致使色素或含色素的细胞迅速膨胀破裂，形成更小的碎片（爆破效应）。在此后的代谢过程中，这些小碎片可以通过角质层代谢逐渐脱落，或者真皮层的色素碎片可以被体内的巨噬细胞吞噬，并带到附近的淋巴结内，从而达到祛除局部色素的目的。

(2) 调 Q 激光的种类：①普通调 Q 激光一般是指纳秒级激光；②皮秒或者超皮秒激光是指激光的脉宽达到皮秒这一级别的相应激光器；③进一步的更窄的脉宽如飞秒激光，也是未来的发展趋势；④在临床上，还有一些做成长脉宽的激光，这样的激光更多的作用是进行皮肤加热；⑤常见的调 Q 激光波长有 532nm、1064nm、755nm、694nm 等。

2. 黄金射频微针和此类仪器的疗程设置

(1) 针对褐青色斑、太田痣等真皮层色素问题，一般调 Q 激光的疗程为每 3 个月 1 次，这种和每月 1 次的黄金射频微针几乎没有冲突，做好间隔即可。建议首先进行调 Q 激光的处理，1 个月之后进行黄金射频微针，这样后续的损伤也可能辅助色素代谢的改善，缩短真皮层色斑的疗程。

(2) 针对文身，间隔 1 个月处理即可，因为文身的调 Q 激光处理周期也是 2～3 个月。文眉时，黄金射频微针往往会避开眉部处理。如果同时需要处理文眉，则可以放心。

(3) 超皮秒处理其他表皮色斑，一般的治疗间隔为 1 个月。如果黄金微针治疗需要穿插进来，间隔 1 个月比较适合。

（二）点阵激光

点阵激光其实是指激光器的一种工作模式，只要激光光束（光点）的直径小于 500μm，并且有规则地排列成点阵状，这时的激光工作模式就可以称为点阵激光。根据激光光源的水吸收特性的不同，通常分为非剥脱性和剥脱性点阵激光两大类。

非剥脱性点阵激光与剥脱性点阵激光相比，前者损伤较小，恢复较快，疗效较弱。剥脱性点阵激光比非剥脱性点阵激光治疗更有效，主要由于其穿透更深，使周围组织凝固，以及引起更强的重塑反应。但是剥脱性点阵激光的恢复期较长，容易有色素沉着的风险。

1. 仪器概述

(1) 剥脱性点阵激光：具体如下。

① 对剥脱性点阵激光来说，水对这些波长的吸收性很强，激光光束所经之处皮肤组织（包括角质层）被气化，所产生一个真正的柱状孔道。由于组织中的水对 2940nm 和 2790nm 这两个波长吸收更强，故铒点阵激光的能量在皮肤浅层就被大部分吸收，其穿透就比较浅。相比之下，二氧化碳点阵激光 10 600nm 的能量被皮肤表层吸收要少，其穿透更深。

② 常见的剥脱性点阵激光，有 CO_2 点阵激光（10 600nm）、2940nm 和 2790nm 铒激光。

(2) 非剥脱性点阵激光：具体如下。

① 水对非剥脱性点阵激光的波长吸收较少（与剥脱性点阵激光的波长相比），所以产生的柱状热变性区角质层基本保留，真皮胶原纤维变性明显，但仍存在，并未产生真正的空间上的孔道，这样所产生的痂皮也不太明显。在这种情况下，皮肤组织受损较轻，表皮再生一般在 24h 内即可完成。因此，非气化型点阵激光不良反

应小，治疗作用也相应要温和（图7-6）。

②常见的非剥脱性点阵激光为1320nm、1450nm、1540nm、1550nm、1565nm、1927nm。

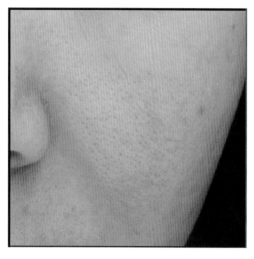 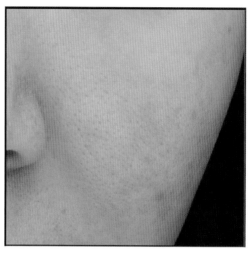

▲ 图7-6　黄金射频微针联合非剥脱性点阵激光治疗面部毛孔粗大及年轻化
治疗前（左）；治疗后（右）

2. 黄金射频微针和此类仪器的疗程设置

(1) 和剥脱性点阵激光的疗程设置：具体如下。

① 这两类治疗因为都有一定的损伤，所以两次治疗的间隔一般设置为1个月比较合适。

② 对于油性皮肤及顽固痤疮来说，首先进行黄金射频微针的疗程，一般3次之后，才考虑使用点阵激光进行痤疮凹陷性瘢痕的干预。当然也需要根据操作医生的具体判定而选择。

(2) 和非剥脱性点阵激光的疗程设置：具体如下。

① 因为这两类治疗都有一定的损伤，所以2次治疗的间隔一般设置为1个月比较合适。

② 对于眼周细纹、颈纹等部位，非剥脱性点阵激光可以和黄金射频微针同一天进行治疗，注意部位的重叠，不要能量密度过高。

③ 考虑到头皮部位毛发被烧灼的可能，一般不选择剥脱性点阵激光，此时非剥脱性点阵激光和黄金射频微针可以进入疗程穿插进行。

（三）光子嫩肤

光子嫩肤就是利用强脉冲光对皮肤进行一种带有美容性质的治疗，其功能是消除或减淡皮肤的色素斑片（真皮层斑片除外），增强皮肤弹性，消除细小皱纹，改善面部毛细血管扩张，改善面部毛孔粗大和皮肤粗糙（图 7-7）。

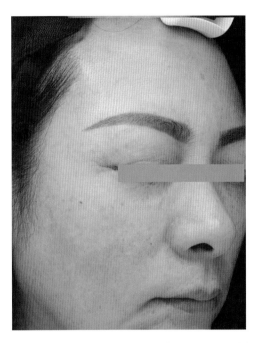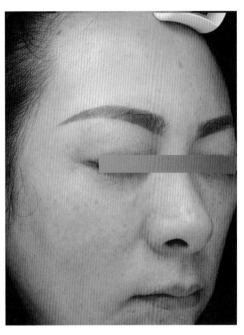

▲ 图 7-7　黄金射频微针联合强脉冲光进行面部年轻化治疗
治疗前（左）；治疗后（右）

1. 仪器概述

(1) 光子嫩肤：作为美容仪器的经典设备，光子嫩肤的普及率很高，几乎是每个机构一台，实际上比黄金射频微针的普及率更高。该仪器也是非损伤性的，不容易出现皮肤破溃的问题。

(2) 常见的光子仪器的光谱范围：具体如下。

① 光子的范围一般为 420～1200nm。早期的主要是 560nm 和 695nm 的滤光片，所以其发射的光谱范围也集中在这两个范围内。

② 不同仪器的滤光片设置不同，某些光子的滤光片为 420nm、515nm、560nm、590nm、640nm、695nm 等，还有些仪器为 540nm、570nm 等。

③ 为了追求安全性和效果，不同仪器也推出了一些窄谱的滤光片，其适应证也集中在色斑、血管或者痤疮等方面的治疗。

2. 黄金射频微针和光子类仪器的疗程设置

(1) 常规疗程设置：具体如下。

① 这两类治疗因为都有一定的损伤，所以两次治疗的间隔一般设置为 1 个月比较合适。

② 对于面部痤疮及痘印的处理，光子类仪器可以和黄金射频微针同一天进行治疗，不要能量密度过高，首先使用非创伤的光子嫩肤类仪器。

(2) 特殊情况下的处理：具体如下。

① 求美者要求一次治疗解决多个问题时，在充分评估其安全性的前提下，同时进行处理未尝不可，但是需要考虑到层次的不同，以及求美者的耐受程度。

② 如果为了去雀斑等表浅层的色斑，可以先进行光子处理，随后直接进行黄金射频微针处理。

③ 光子在嫩肤或者脱毛模式时，一般真皮层吸收光而产生的热量较多，不建议两者同时进行处理，因为加热的层次相对略深。这是出于临床上的安全性考虑。

（四）塑形类仪器设备

1. 仪器概述

局部针对脂肪组织塑形的仪器设备目前以即塑和酷塑两种为代表。

(1) 脂肪细胞经过 45℃，持续 3min 的加热后，会降低 60% 的存活率；热传递诱导细胞凋亡，通过自然代谢过程消除凋亡细胞。市面上的即塑类仪器就是通过立体单极射频作用在局部皮肤，从而产生柱状深层加热，出现脂肪细胞的破坏。即塑可以作用的范围包括双下巴部位（下颌下）、面颊部位、前副乳及后副乳、腹部脂肪（前部及侧部）、腰背部脂肪、大腿内侧及外侧、蝴蝶袖、富贵包脂肪、小腿脂肪肥厚部位（图 7-8）。

(2) 酷塑冷冻溶脂仪的作用原理基础是，皮下组织中的脂肪细胞脂肪酸丰富，对低温特别敏感，而相邻组织细胞——血管细胞、神经细胞、黑素细胞、成纤维细胞或含脂肪不足的脂肪细胞等对低温的敏感度低，这一差异导致在特定低温下（0～10℃），脂肪细胞会失活而其他组织细胞没有影响。在冷冻溶脂仪作用下，脂肪细胞会在 2～6 周时间内渐渐凋亡，从而实现瘦身塑形的目的。其作用部位也多是上述脂肪肥厚的部位。

2. 黄金射频微针和此类仪器的疗程设置

(1) 作用于与黄金射频微针都有效的部位，在减脂塑形的过程中，主要是双下巴

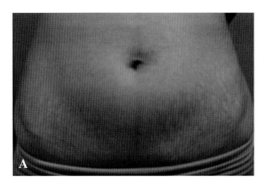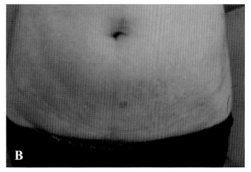

▲ 图 7-8　黄金射频微针联合即塑进行女性身体塑形

A. 第一次黄金微针治疗前（2015-01-28）；B. 第二次黄金微针治疗术后 10 天（2015-03-08）

部位、面颊部、腹部脂肪（前部及侧部）、蝴蝶袖、富贵包。

(2) 建议首先进行局部即塑射频治疗仪的疗程，一般 3 次左右即可，随后直接在局部跟上黄金射频微针的疗程。这样能够有效辅助塑形，减少因为脂肪细胞分解而产生的局部组织松弛，提升对局部塑形的满意度（图 7-8）。

(3) 建议首先进行局部酷塑的疗程，一般 3 次左右即可，随后直接在局部跟上黄金射频微针的疗程。但是一些腹部脂肪肥厚的女性，因为冷冻局部时间比较长，会担心其造成宫寒等表现。这需要中医师的综合判断，但是由于黄金射频微针是加热局部，所以局部酷塑和黄金射频微针交叉进行处理，总体上对这一担心有所缓解。如果还担心宫寒的可能，则一定要配合普通射频的多频次加热进行腹部处理，也可以通过中医师的诊疗来解决这一潜在的不良反应。

（五）射频类仪器设备

1. 仪器概述

(1) 普通射频仪器是机构中最常见的，可以是单极或者双极射频，作用层次的深浅有所不同，但是对皮肤没有造成直接的贯通损伤。对皮肤进行一定程度的加热，能够增加皮肤的代谢活力，改善局部微循环。

(2) 射频类仪器还包括热玛吉，属于多极射频，其作用机制也是利用射频进行加热，造成点阵状的热损伤带，产生提升紧致的效果。

2. 黄金射频微针和射频类仪器的疗程设置

(1) 黄金射频微针和普通射频的疗程：可以充分发挥两种仪器的优势，一个以强化的损伤为主，一个以温和的保养为主。

① 对于信任度不太理想的人，首先进行普通射频的保养疗程。这种疗程可能是每周 1 次或者每 2 周 1 次。当治疗维持几次之后，为了增强其抗衰老效果，或者发挥其治疗作用，可以增加单次或者 3 次黄金射频微针，和原有的无创普通射频疗程充分穿插进行。

② 如果对黄金射频微针有所了解，则直接进行 3 次黄金射频微针，配合每周 1 次或者每 2 周 1 次的普通射频，提升并巩固黄金射频微针的效果，还可以显著增加求美者的到店率。

(2) 黄金射频微针和热玛吉疗程：这两类机器一个有针眼损伤，一个没有针眼损伤，这样导致两种治疗的术后表现有所差别，也就导致对术后护理的要求有所不同。

① 如果求美者不能接受破皮损伤的治疗，则优先考虑热玛吉治疗，但是需要充分沟通热玛吉和黄金射频微针在治疗适应证方面的不同。

② 如果对黄金射频微针有所了解，则制订 1 年的疗程，包括可以设置为 2 次黄金射频微针穿插 1 次热玛吉的处理。可以先做热玛吉，随后选择合适的时机进行黄金射频微针；也可以先做黄金射频微针，修复 1~2 个月之后进行热玛吉处理。

③ 对热玛吉不能有效覆盖的范围进行处理，如发际线有头发的局部皮肤，因为头发的阻隔导致了治疗头不能良好地与皮肤敷贴，鼻部也无法进行热玛吉的处理。这都是治疗中的特殊部位，而这些部位黄金射频微针可以完全做到。对于热玛吉可以处理的上下眼睑等部位，之前黄金微针的治疗头不能处理，但是随着技术的进步，目前半岛的黄金射频微针可以进行上下眼睑的有效处理，而且治疗头是负压吸引，不需要内置眼盾，求美者的体验度更为舒适。

④ 热玛吉治疗之后，对于还有抗衰老提升要求的求美者，局部皮肤可以利用黄金射频微针进行加强处理，能够提升治疗的整体满意度。

（余　科）

参考文献

[1] 崔晓美, 姚晓东, 许攀, 等. 侵入式点阵射频联合透明质酸水光注射治疗面部皮肤老化的临床疗效观察 [J]. 中国医疗美容, 2019.

[2] 强脉冲光联合射频抗衰老的摘要 [C]//2017 中国中西医结合学会医学美容专业委员会年会.2017.

[3] Gawdat H, Allam RSHM, Hegazy R, et al. Comparison of the Efficacy of Fractional Radiofrequency Microneedling alone and in combination with platelet rich plasma in neck rejuvenation a clinical and optical coherence tomography study[J]. J Cosmet Dermatol, 2021.

[4] Seong GH, Jin EM, Ryu TU, et al. Fractional Radiofrequency Microneedling Combined With Fractional Carbon Dioxide Laser Treatment for Striae Distensae[J]. Lasers Surg Med, 2021, 53(2):219–226.

[5] Žgaljardić Z, Žgaljardić I, Jurić F. Treatment of malar mound and festoon with fractional microneedle bipolar radiofrequency combined with 15% TCA peel[J]. J Cosmet Dermatol, 2021, 20(6):1810–1812.

[6] Park MY, Hwang S, Chun SI, et al. A Prospective, Split-Face, Comparative Study of Combined Treatment With Fractional Microneedle Radiofrequency and Nonablative 1927-nm Fractional Thulium Fiber Laser for Wrinkle Treatment[J]. Dermatol Surg, 2020.

[7] Nieboer MJ, Meesters AA, Almasian M, et al. Enhanced topical cutaneous delivery of indocyanine green after various pretreatment regimens: comparison of fractional CO_2 laser, fractional Er:YAG laser, microneedling, and radiofrequency[J]. Lasers Med Sci, 2020, 35(6):1357–1365.

[8] Kwon HH, Choi SC, Jung JY, et al. Combined treatment of melasma involving low-fluence Q-switched Nd:YAG laser and fractional microneedling radiofrequency[J]. J Dermatolog Treat, 2019, 30(4):352–356.

[9] Artzi O, Cohen S, Verner I, et al. Radio Peel-Synergism Between Nano-fractional Radiofrequency and 20% Trichloroacetic Acid Chemical Peeling[J]. Dermatol Surg, 2019, 45(5): 711–717.

[10] Chun S. Fractional microneedling radiofrequency and fractional 1927 nm thulium laser treatment offer synergistic skin rejuvenation: A pilot case series[J]. Laser Ther, 2018, 27(4):283–291.

[11] Jiang M, Yan F, Avram M, et al. A prospective study of the safety and efficacy of a combined bipolar radiofrequency, intense pulsed light, and infrared diode laser treatment for global facial photoaging[J]. Lasers Med Sci, 2017, 32(5):1051–1061.

[12] Kwon HH, Park HY, Choi SC, et al. Combined Fractional Treatment of Acne Scars Involving Non-ablative 1, 550-nm Erbium-glass Laser and Micro-needling Radiofrequency: A 16-week Prospective, Randomized Split-face Study[J]. Acta Derm Venereol, 2017, 97(8):947–951.

[13] Kaplan Haim, Kaplan Lilach. Combination of microneedle radiofrequency (RF), fractional RF skin resurfacing and multi-source non-ablative skin tightening for minimal-downtime, full-face skin rejuvenation[J].Journal of cosmetic and laser therapy, 2016, 18(8).

[14] Lee Eo Gin, Park Jae Yang, Lee Hee Jung, et al. The efficacy and safety of combined microneedle fractional radiofrequency and sublative fractional radiofrequency for acne scars in Asian skin[J]. Journal of Cosmetic Dermatology, 2016, 15(2).

[15] Langelier N, Beleznay K, Woodward J. Rejuvenation of the Upper Face and Periocular Region: Combining Neuromodulator, Facial Filler, Laser, Light, and Energy-Based Therapies for Optimal Results[J]. Dermatol Surg, 2016:S77–82.

[16] Stevens WG, Gould DJ, Pham LD, et al. Molecular and Histological Evidence Detailing Clinically Observed Skin Improvement Following Cryolipolysis[J]. Aesthet Surg J, 2021.

[17] Nikolis A, Enright KM. A Multicenter Evaluation of Paradoxical Adipose Hyperplasia Following Cryolipolysis for Fat Reduction and Body Contouring: A Review of 8658 Cycles in 2114 Patients[J]. Aesthet Surg J, 2020.

[18] Lee CH, Jin EM, Seo HS, et al. Efficacy and Safety of Treatment with Fractional 1, 064-nm Picosecond Laser with Diffractive Optic Element for Wrinkles and Acne Scars: A Clinical Study[J].

Ann Dermatol, 2021, 33(3):254–262.

[19] Polder KD, Bruce S. Radiofrequency: Thermage[J]. Facial Plast Surg Clin North Am, 2011, 19(2):347–59.

[20] Suh DH, Hong ES, Kim HJ, et al. A survey on monopolar radiofrequency treatment: The latest update[J]. Dermatol Ther, 2020:e14284.

第 8 章　痤疮及毛孔粗大的黄金射频微针治疗

一、痤疮的概述

（一）痤疮的定义及发生原因

1. 定义

痤疮是毛囊、皮脂腺的一种慢性炎症性皮肤病，也是美容皮肤科最常见的病种之一。本病的发病率为 70%～87%，男性比女性更好发。在其整个病程中，通常都会出现复发、病情起伏的模式，表现为急性暴发阶段、慢性持续阶段的反复交替进行。在不同人群中，疾病过程中的每个阶段都会影响患者的生活质量、美容外观及心理健康。

痤疮是任何人在任何年龄段都可发病。新生儿由于母亲激素的影响，也可以出现痤疮，称为新生儿痤疮。大部分人群在青春期发病，所以也被称为"青春痘"。超过 25 岁的痤疮在临床上也比较普遍，这被称为成人痤疮。

痤疮皮损通常好发于面部及胸背部，临床以白头粉刺、黑头粉刺、炎性丘疹、脓疱、结节、囊肿等为主要表现，常伴有明显的皮脂溢出。

2. 痤疮发病原因

(1) 痤疮的发生主要与毛囊皮脂腺功能异常，分泌过多油脂、毛囊皮脂腺导管角化、堵塞、痤疮丙酸杆菌感染和皮脂腺的炎症等因素密切相关。

(2) 随着进入青春期，体内雄激素分泌旺盛，而雄激素支配皮脂腺产生更多皮脂。这些皮脂与脱落的表皮组织混合后，可以形成粉刺并逐渐增大，进一步堵塞毛孔。

(3) 当毛孔堵塞之后，局部皮脂继续存在，导致病原菌繁殖，可能是马拉色菌或者葡萄球菌等，从而引发痤疮。

(4) 部分患者的发病还受遗传、免疫、内分泌的影响。例如，父母患痤疮，子女患痤疮的概率明显增多。部分女性在生理期前痤疮皮损增多或加重，这明显与内分泌有关系；而一些40—45岁的女性，发生痤疮与处于更年期前期有关，虽然没有显著的内分泌紊乱，但是可能此时的内分泌和中年有所不同。部分口服避孕药的人群，痤疮可以显著减轻。

(5) 情绪、饮食等因素影响，如在焦虑、生气、熬夜等因素作用下，可以出现痤疮损害的暴发。所以在痤疮的治疗中，应该尽可能地调整心理、减少情绪波动等。此外，痤疮皮损的加重和牛奶及糖分的摄入有明显关系。这是需要关注的地方。

（二）痤疮的临床分级

1. 中国国内专家共识的分级

根据皮损的性质及严重程度分为3度4级：①轻度为1级，仅有粉刺；②中度为2级和3级，2级表现为粉刺、炎性丘疹，3级表现为粉刺、炎性丘疹、脓疱；③重度为4级，表现为粉刺、炎性丘疹、脓疱、结节、囊肿。

2. 痤疮临床分级（Pillsbury）

这种分级方法除了考虑损害的类型，还考虑到损害的数目。

Ⅰ级（轻度）：粉刺，＜30个。

Ⅱ级（中度）：粉刺、丘疹、浅脓疱，30～50个。

Ⅲ级（中度）：丘疹、脓疱、炎性损害，50～100个（Ⅱ级＋深在脓疱，躯干受累）。

Ⅳ级（重度）：结节、囊肿、聚合＞3个，脓疱超过100个。

3. 分级标准的正确认知和理解

(1) 因为微粉刺到粉刺是逐渐生长扩大的过程，只能以就诊当天所看到的皮损为主来确定，通过当天看到皮损的数目确定分为哪一型。

(2) 从病情的发展来看，这是一个动态变化的过程：今天来看按照标准可能诊断为重度；如果未接受治疗，下个月来看按照标准则可能中度。

(3) 心中必须有这个意识，才能更为准确地预估和把握病情。

4. 对躯干等相对特殊部位皮损的正确认知

(1) 人们对于面部的皮损会有充足的关注，但是对于胸背部等部位的损害，关注程度往往不够。

如果有人面部看上去仅仅几个粉刺，但是胸背部有丘疹或者脓疱等更明显，则需要对其严重程度有更为准确的认知，其分级也应相应朝偏严重的方向考量。所以在面部痤疮的诊疗过程中，问诊阶段必须要了解胸背部痤疮皮损的有无及严重程度。

一旦躯干受累，按照严重程度来说就是Ⅲ级，此时处理的难度和疗效必须要跟求美者沟通清楚，否则容易病重药轻，影响治疗效果和满意度。

(2) 炎性丘疹和脓疱的准确理解是，炎性丘疹和脓疱代表了痤疮炎性损害的发展程度，一般来说炎性丘疹发展为脓疱，这种是必然结果。但是也有仅仅出现炎性丘疹，而没有脓疱出现的情况。如果炎性丘疹阶段治疗及时或者皮肤损害发展不严重，可以肉眼不明显。

从皮损的不同发展阶段来说，对临床的Ⅱ级和Ⅲ级划分依赖的皮损区别意义到底有多大，值得进一步去商榷。笔者认为，炎性丘疹和脓疱可以理解为局部炎性反应的程度不同而已。

(3) 对下颌下粉刺的认知（图 8-1）表现为，下颌下容易出现密集的粉刺，在临床上不少见。这一类的粉刺治疗难度明显超出普通部位的粉刺。因此从治疗难度来说，下颌下部位皮损单纯按照传统粉刺皮损进行分型的方法，无法反映出治疗难度。

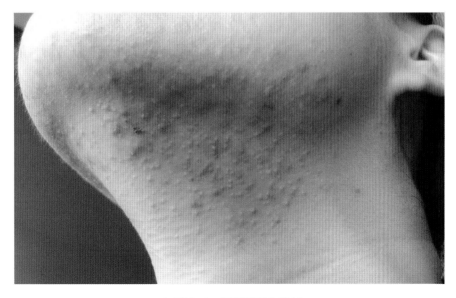

▲ 图 8-1　下颌下密集粉刺

(4) 反向性痤疮（inversa acne，AI）又称化脓性汗腺炎，以反复发生皮肤脓肿、窦道及瘢痕形成为特征。本病主要位于腋窝、腹股沟、肛门周围及其他皮肤褶皱处。家族性反向性痤疮与 γ-分泌酶基因突变有关，临床比较少见。

（三）痤疮的治疗

1.痤疮的治疗原则

(1) 传统治疗原则：具体如下。

① 纠正毛囊角化异常，从而减少粉刺。

② 减少皮脂腺分泌。

③ 减少或消灭寄生于毛囊内的嗜脂性细菌和马拉色菌，特别是痤疮丙酸杆菌的数量级。

④ 减轻局部的炎症反应。

(2) 常见的治疗方法：具体如下。

① 药物治疗包括外用及口服，主要的药物有维 A 酸类、抗生素等，部分还可以使用中医中药。

② 化学焕肤疗法，可以使用果酸、水杨酸、不同种类和配比的复合酸等。

③ 物理疗法包括光动力疗法、激光（近红外光、强脉冲光、非剥脱性点阵激光、剥脱性点阵激光等）。

④ 其他方法，如粉刺清除术、火针、黄金射频微针等。

2.痤疮治疗方法的机构属性

(1) 传统公立医院皮肤科的处理：目前以口服维 A 酸、系统性使用抗生素、外用药物治疗为主，某些严重情况可以使用光动力治疗。一些对医疗美容了解更多的医生可能会选择光子嫩肤等处理措施。

(2) 生活美容院、祛痘中心的处理：国内有很多生活美容院和祛痘中心都没有医疗牌照，但也有很多处理痤疮的措施能够在合法化的要求下进行处理。

① 祛痘护理时，外用一些祛痘的护肤品，或者导入一些祛痘成分，作为基础的祛痘护理措施。

② 使用一些生活美容的治疗措施，如无针水光、纳晶、各种刷酸等处理措施，其实也可以获得一些效果。实际上，一些痤疮本身是具有自限性的。所以从实际效果上来说，这些生活中的美容机构也可以达到一定比例的疗效。

③ 粉刺针清理，这是最普通也最常见的处理措施之一，见效很快，效果也很直接。但是使用粉刺针或者注射器进行清理，有可能发生出血及产生医疗垃圾，所以应该归入医疗行为，生活美容机构不应该开展。

(3) 医美专业的处理：具体如下。

① 皮肤美容医生和传统皮肤科医生的知识范围存在区别。皮肤美容专业的医生，除了要掌握传统皮肤科医生的基本知识外，还需要掌握护肤品的专业知识、激光美容的知识、审美的常规知识等。这和传统的治疗疾病有很大的差别。

② 皮肤美容医生和传统皮肤科医生的治疗理念存在区别。就痤疮而言，皮肤美容医生尽量不会选择系统性使用药物治疗，主要是考虑到维 A 酸的不良反应（如黏膜干燥、脱发、高脂血症、致畸等），以及患者使用后舒适度不佳的问题，同时也为了有效减少系统性使用药物的肝肾损害等因素。所以，皮肤美容医生会首先选择以局部外用酸类及其他药物、激光美容、美塑疗法等综合处理，这样能够发挥美容的效果，减少不良反应的发生。

③ 皮肤美容医生对局部治疗非常重视。在痤疮的所有治疗手段中，局部治疗是治疗轻度痤疮的首选方案，也是治疗中度痤疮的基础治疗，同时还是复发时的首选治疗方案，在维持治疗和预防复发中具有重要作用。

局部治疗即便有不良反应，也只是局限在皮肤局部，不会出现明显的系统性问题。

3. 求美者个人治疗方法乱象

(1) 求美者个人出现炎性皮损，往往是由于油性皮肤而过分使用洗面乳、硫磺皂等，甚至一天多次进行洁面，导致 T 区的皮脂腺代偿性分泌增多，多油显著。此外，局部也容易合并脂溢性皮炎，后续痤疮合并敏感问题的出现也非常普遍。

(2) 求美者会使用激素药膏或者其他免疫抑制药治疗痤疮，这种现象在中国及其他一些发展中国家比较普遍，在炎性痤疮时使用这些免疫抑制作用的药膏虽然可以控制皮损，但是会造成后续激素依赖的现象，让后续处理更为复杂和棘手。

(3) 求美者自己在处理中，忍不住自己去挤或者抠炎性的丘疹或者脓疱，导致损害加重，后期形成的痤疮凹陷性瘢痕，比自然恢复的更为明显。

二、痤疮的黄金射频微针治疗要点

(一)治疗要点

1. 适应证选择

(1) 首选中重度普通痤疮人群,不愿意接受口服抗生素及异维 A 酸的人群。

(2) 顽固性痤疮,经过系统性常规治疗效果不佳的人群。

(3) 部分结节囊肿性痤疮,口服药物效果欠满意的人群。

2. 术前准备

(1) 如担心术后爆痘现象,可以提前 3 日左右口服盐酸米诺环素等,也可以首先使用 2% 超分子水杨酸预先处理 1～2 周。

(2) 以温和洗面奶清洁皮肤,使用标准相机拍照及皮肤影像分析仪或 VISIA 拍照;用 5% 复方利多卡因乳膏涂抹拟治疗的面部患处;清洁常规络活碘消毒 2 遍,再用 0.9% 生理盐水脱碘 2～3 遍,也可以使用其他消毒产品。

3. 治疗参数

(1) 根据痤疮的分级、分布部位和数量选择参数:一般能量为 8～12W,脉宽为 400～600ms,深度为 0.5～2.0mm。

① Ⅰ～Ⅱ 级痤疮选择 8W,400～500ms,Ⅲ～Ⅳ 级痤疮选择 8～12W,500～600ms。

② 深度选择为面颊部 1.5～1.8mm,额部 0.8～1.4mm,眼周 0.5～0.8mm。

(2) 治疗反应:治疗终极反应以皮肤出现红斑、丘疹样反应为准,具有出血点和组织液渗出也可以。

① 炎性痤疮的皮损部位一定要打透,可在局部重复发射多遍,到局部皮损颜色变为暗紫色即可停止。

② 治疗局部会有不同程度渗血,严重脓疱结节囊肿部位出血稍多,甚至会有脓性分泌物溢出。

③ 可以在针眼出现的同时,局部适当挤压,并做清痘处理,排清局部的代谢产物。

（二）术后护理及疗程设置

1. 术后即刻

(1) 外涂修复产品或者美塑产品辅料，外敷无菌修复凝胶面膜 40～60min。

(2) 术后第 2～7 天，继续清洁及修复治疗，红蓝光照射，每日 1 次；当日修复产品每 2～4 小时使用 1 次，修复面膜每日早晚各用 1 次。

(3) 术后 24h 内生理盐水擦脸，48h 后无刺激性洗面奶洗脸，72h 后加喷保湿喷雾。1 周内避免使用彩妆品，注意防晒。

2. 疗程设置

(1) 常规治疗 3 次为一个基础疗程，每次间隔 1 个月。

(2) 严重痤疮可选择 5 次为一个疗程，前 3 次每次间隔 1 个月，后 2 次可以根据病情改善情况，间隔 2～3 个月进行。

三、痤疮的黄金射频微针联合治疗

由于痤疮是多因素的慢性疾病，所以任何一种痤疮治疗方法都会有部分效果，但是却难以全面有效覆盖痤疮发病机制的所有环节，所以多种治疗方法的联合至关重要。黄金射频微针治疗痤疮具有积极疗效，这种技术具有很显著的一个优点，就是不太容易诱发痤疮的皮损暴发。

痤疮的分级体系体现了痤疮的严重程度和皮损性质，痤疮的治疗应根据其分级选择相应的治疗手段，并充分体现个体化治疗原则。联合治疗可以显著增加疗效和降低不良反应，增加患者依从性。痤疮黄金射频微针治疗可以联合药物、红蓝光、强脉冲光、光动力等，提高痤疮治疗的效果。

（一）联合药物

1. 外用、口服（维 A 酸类、抗生素等）

(1) 使用方法：轻中度痤疮可以采用外用药物联合，目前有外用维 A 酸类药物如他扎罗汀、阿达帕林等，抗生素类药物有克林霉素甲硝唑擦剂、过氧化苯甲酰等，还有一些多种药物联合的外用复方制剂可供选择；而针对中重度痤疮，需要考虑外用药物与口服药物的联合。

① 外用维 A 酸类药物，未发现致畸性、致突变性和致癌性。临床首选为阿达帕

林凝胶。目前较公认的方法是：在妊娠的前 3 个月，应严格禁用维 A 酸类药物。可能出现的不良反应为皮肤干燥、脱屑、瘙痒。此类反应多发生于开始用药的第 1 个月，以后则逐渐耐受。

② 外用过氧化苯甲酰。从机制上来说，具有杀灭痤疮丙酸杆菌、溶解粉刺及收敛作用。其适应证为痤疮的炎性皮损，在患者耐受的前提下推荐首选单独使用或联合维 A 酸或外用抗生素。少数敏感皮肤会出现轻度刺激反应。推荐点涂小面积使用，明确可以耐受后进行大范围使用。一般来说，不推荐单独使用抗生素，也不推荐外用抗生素作为药物首选，一般建议和过氧苯甲酰或外用维 A 酸类药物联合应用。

③ 外用红霉素软膏。实际上，绝大部分痤疮丙酸杆菌菌株已经对红霉素产生了耐药，临床使用的主要目的，一是发挥红霉素的抗炎作用，辅助减轻炎性反应；二是发挥软膏的封包作用，使其能够减少局部干燥、脱屑等表现。

④ 外用针对马拉色菌的抗真菌药膏。部分炎性丘疹和脓疱，特别是发际线及下颌边缘部位的炎性损害，以及部分背部的损害，往往和马拉色菌的感染有关系，此时需要使用针对马拉色菌的抗真菌药膏，如硝酸咪康唑、硝酸舍他康唑软膏等。

⑤ 夫西地酸乳膏、莫匹罗星软膏均属外用抗生素软膏，适用于革兰阳性球菌引起的炎性皮损，对耐药金黄色葡萄球菌也有效。外用抗生素由于较少出现刺激反应，适用于丘疹、脓疱等浅表性炎性痤疮皮损，但由于外用抗生素易诱导痤疮丙酸杆菌耐药，故不推荐单独或长期使用，建议和过氧化苯甲酰、外用维 A 酸或其他药物联合应用。

(2) 外用药使用方法及注意事项：具体如下。

① 建议在痤疮皮损处及好发部位同时应用。

② 如果考虑到微粉刺形成的过程，对于已经出现粉刺的局部，可以考虑在耐受的前提下，大范围薄层涂抹外用阿达帕林凝胶等药物。

③ 药物使用部位常会出现轻度皮肤刺激反应，如局部红斑、脱屑，出现紧绷和烧灼感，但随着使用时间延长往往可以逐渐耐受；如果出现刺激反应严重者，建议直接停药。

(3) 对痤疮外用药出现刺激反应的正确理解：具体如下。

① 痤疮外用药之后出现局部的刺激反应，不论是医生还是患者，都很容易将其归结为药物的刺激反应，而且刺激反应在临床中的发生概率较高。但是一旦上述情况出现，患者本人将会因为药物刺激性皮炎的表现面临痛苦和治疗，并出现痤疮疗

程的耽搁和延迟。

②　这种刺激反应的出现，实际上与医生或者患者对痤疮皮损未详细的区分判定有关系，并不能完全归结于药物本身。

③　当全部是皮色的粉刺损害时，此时并无明显炎性反应，外用药可以大胆使用，一般不容易引起刺激反应。

④　当皮损为炎性丘疹或者脓疱时，皮损炎症明显，局部发红，此时相对容易敏感，外用药之后容易出现刺激反应。这种情况应该归结于外用药物的具体刺激反应在不同皮损分型时的表现，所以需要认真分析皮损类型，确定外用药的时机和范围。

2. 口服异维 A 酸

(1) 功能：维 A 酸类药物能够显著抑制皮脂腺脂质分泌，调节毛囊皮脂腺导管异常角化，改善毛囊皮脂腺分泌，从而减少痤疮丙酸杆菌繁殖，同时还有抗炎和预防瘢痕形成等作用。

(2) 剂量的要求：具体如下。

①　通常 0.25～0.5mg/（kg·d）作为起始剂量。

②　治疗的第 1 个月内，≤ 0.2mg/（kg·d）的剂量开始，可以减少急性痤疮治疗中的潮红表现。

③　之后可根据患者耐受性和疗效逐渐调整剂量，重度结节囊肿性痤疮可逐渐增加至 0.5～1.0mg/（kg·d）。治疗重度痤疮需要连续使用，直到蓄积剂量达到 120～150mg/kg，＜ 120mg/kg 的剂量会增加治疗后复发率，总剂量＞ 150mg/kg 对治疗没有更大益处。

④　服药需与高脂餐同服，以增加其口服吸收的生物利用度。

⑤　疗程视皮损消退的情况及服用剂量而定，通常应不少于 16 周。一般 3～4 周起效，在皮损控制后可以适当减少剂量，继续巩固治疗 2～3 个月或更长时间。

(3) 小剂量长期维持的疗法：具体如下。

①　鼓励对于轻中度痤疮患者给予低蓄积剂量异维 A 酸。

②　低蓄积剂量对患者有许多益处，首先比标准方案的花费低；其次达到总蓄积剂量的持续时间较长，能更有效维持用药时间；再者痤疮患者出现口干、肝肾功异常等不良反应的概率及严重程度明显减轻，有助于患者长期配合治疗。

3. 口服盐酸米诺环素、琥乙红霉素等

(1) 盐酸米诺环素：方法如下。

① 治疗寻常性痤疮每次 50mg，每日 2 次，6 周为 1 个疗程。可以采用首剂加倍的方式。

② 四环素类药物和口服避孕药合用，能降低口服避孕药的效果。避免在服用米诺环素前即刻、使用期间及使用后即刻使用异维 A 酸或其他系统性类视黄醇或维生素 A，这些药物中的任何一种和四环素类药物使用，都与假性脑瘤发生有关。

(2) 琥乙红霉素：方法如下。

① 治疗寻常性痤疮每次 0.25g，每日 2 次，6 周为 1 个疗程。可以采用首剂加倍的方式。

② 通常认为比米诺环素相对更为安全，不良反应也更低。

（二）联合红蓝黄等 LED 光疗

1. LED 光疗的意义

(1) 光调作用：指利用激光、发光半导体（light-emitting diode，LED）或其他光源，进行低能量激光治疗（low-level laser therapy，LLLT，1～500mW）。这种通过非光热作用来调节细胞活性的作用，称为光调作用或光生物调节作用。

光调作用的机制是能够作用于细胞器，特别是线粒体，进而出现一系列反应。例如，可以导致促进细胞增殖和移行，特别是成纤维细胞；调节细胞因子水平，如白介素、TNF-α 等，调节生长因子和炎症介质的水平。

(2) 临床常用 LED 光：具体如下。

① 415nm 蓝光可以针对痤疮丙酸杆菌的卟啉，蓝光照射后产生氧自由基，能够杀灭痤疮丙酸杆菌。

② 590nm 的黄光也具有一定抗炎作用，穿透进入真皮表皮连接及浅表真皮层。对角质形成细胞的作用，可以促进合成某些细胞因子；细胞因子进入真皮后活化真皮层细胞，增加细胞外 Ca^{2+} 和 H^+ 水平，从而增强细胞间的信号沟通。此外还能针对梅克尔细胞，调节释放神经肽和神经传导物质，发挥控制疼痛的直接作用。

③ 单独 633nm 左右的红光照射具有抗炎及组织修复作用，临床使用比较普遍。

④ 830nm 的近红外光也具有抗炎和免疫调节作用，有助于缓解疼痛；可以穿透进入真皮深处，目标为肥大细胞、中性粒细胞、巨噬细胞及成纤维细胞等。其中肥大细胞的作用可以释放生长因子，加速伤口愈合；中性粒细胞和巨噬细胞受到照射，可以释放生长因子，增加吞噬能力；而成纤维细胞受到照射之后，可以辅助生成胶原、弹性纤维等。

2. 痤疮治疗联合 LED 光疗

(1) 痤疮疗程中的使用：具体如下。

① 使用 415nm 蓝光，也可以考虑使用光子治疗仪中的 420nm 滤光片，接近蓝光范围，也具有和蓝光类似的作用。

② 590nm 黄光或者 633nm 红光，可以在炎症明显阶段、治疗前中后期，每日 1 次或者每 2 日 1 次，都可以获得理想的效果。

(2) 黄金射频微针治疗前后：具体如下。

① 进行治疗前，可以选择 633nm 红光处理，这样能够降低治疗时的炎性反应，减少术后皮损暴发的可能。

② 治疗后即刻使用 590nm 的黄光联合 830nm 的近红外光，也具有一定的抗炎和缓解术后疼痛的作用。

③ 治疗后每隔 1～2 日，单独 633nm 左右的红光照射具有抗炎和组织修复作用。此外，也有医生在黄金射频微针治疗中重度痤疮的前 3 天至术后 1 周进行红蓝光照射。

（三）联合强脉冲光

1. 痤疮痘印的处理中需要使用强脉冲光，本书中不做特别阐述。

2. 联合强脉冲光在炎性痤疮处理中的应用（图 8-2）。

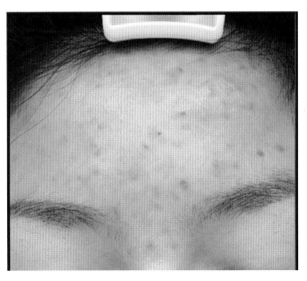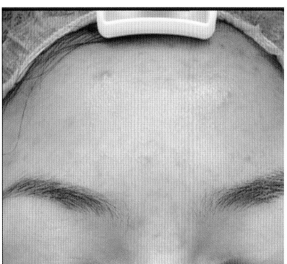

▲ 图 8-2　黄金射频微针联合强脉冲光治疗痤疮
治疗前（左）；治疗后（右）

① 严重的炎症性痤疮黄金射频微针治疗前可联合强脉冲光 AOPT 的专属痤疮治疗的双波滤光片（波长 400~600nm 和 800~1200nm），波段 400~600nm 时针对皮肤浅层的炎症，而波段在 800~1200nm 时针对皮肤深层的炎症。

② 黄金射频微针治疗前先进行 1~2 次强脉冲光 AOPT 的专属痤疮治疗的双波滤光片治疗，可以降低黄金射频微针治疗的炎症反应程度，防止爆痘。

③ 黄金射频微针治疗术后，可以联合强脉冲光 560/570/590nm 波长，这些波长属于黄光波段范围内。这些波长参数调整中，将脉宽延长、脉冲延迟时间中等，采用适度略低的能量密度照射，可以发挥类似 LED 光的处理效果。如果在求美者可以耐受的前提下，采用比较高的能量密度，同样可以利用强脉冲光的热效应使炎症性的血管受热收缩，血管闭锁，炎症消退，从而加速炎症性痤疮后期红色印痕消退，增加皮肤光滑度和细腻度，进一步加强修复皮肤屏障功能。

（四）联合光动力治疗

1. 光动力治疗的原理

外用 5- 氨基酮戊酸可富集于毛囊皮脂腺单位，并代谢生成光敏物质原卟啉IX，经红光（630nm）或蓝光（415nm）照射后发生光化学反应，产生单态氧，发挥局部治疗作用，具有抑制皮脂分泌、杀灭痤疮丙酸杆菌、免疫调节、改善皮脂腺导管角化及预防或减少痤疮瘢痕的作用。光动力疗法可作为中重度或重度痤疮治疗的重要手段。

但是光动力治疗也需要进行多个疗程的处理，某些时候治疗时痛感明显，还可能出现明显的色素沉着反应。

2. 光动力治疗和黄金射频微针联合

(1) 对于中重度痤疮，两种方法可以联合使用。光动力治疗容易出现色素沉着，所以需要考量求美者的生活工作习惯，尽量选择没有太明显日光暴露的季节或者时间段，并且对色素沉着需要进行预防性处理。

(2) 疗程设置如下。

建议提前进行黄金射频微针的治疗，1 次或 2 次之后，方可进行光动力治疗；否则，容易出现光动力治疗后的痤疮皮损暴发。

光动力治疗和黄金射频微针治疗交替进行，治疗间隔为每个月 1 次。分别设置 3 次疗程，基本上可以使绝大部分痤疮获得有效控制和改善。

（五）黄金射频微针还可以联合化学焕肤术

1. 酸焕肤

(1) 临床使用的酸主要包括果酸、水杨酸及复合酸等，其中复合酸是指两种或两种以上不同种类、不同作用机制的单酸复配在一起的酸剂。

(2) AHA 是 α 羟基酸，也被称为果酸，可以从水果中提取，多为水溶性，去除表层角质，包括甘醇酸 / 乙醇酸、乳酸、柠檬酸、杏仁酸（脂溶性）。

(3) BHA 是 β 羟基酸，其代表性成分是水杨酸，能够去除表层角质，溶解深层油脂，具有抗炎抗菌性。

(4) 酸类成分具有降低角质形成细胞的黏着性、加速表皮细胞脱落与更新、刺激真皮胶原合成、组织修复、轻度抗炎作用，减少痤疮皮损的同时改善皮肤质地，临床上可用于轻中度痤疮及痤疮后色素沉着的辅助治疗。

2. 酸焕肤和黄金射频微针联合

为了追求痤疮的治疗效果，可以将酸焕肤和黄金射频微针进行有机结合（图8-3）。

酸焕肤和黄金射频微针联合的具体疗程设置思路如下。

(1) 进行化学剥脱，如果患者时间允许，一般 2 周后再进行黄金射频微针治疗。如果患者在外地，受到个人时间及交通成本等影响，也可以当天使用化学剥脱后直接敷表面麻醉，随后进行黄金射频微针处理。

(2) 一般 6 次的化学焕肤，中间穿插 3 次黄金射频微针的处理。

(3) 由 Fulton 等于 1999 年发表的一项研究表明，中层化学剥脱之后联合局部激

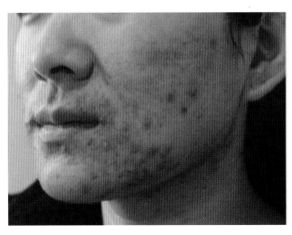 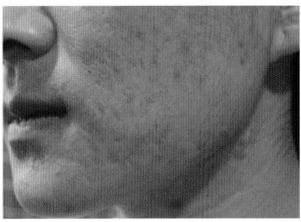

▲ 图 8-3　黄金射频微针联合酸焕肤治疗痤疮
治疗前（左）；治疗后（右）

光及磨削治疗，可以使复杂的颈部区域获得年轻化的效果。这种组合治疗措施更为精确，治疗安全性更好且不良反应更少，能够更有效愈合，降低了术后红斑的持续时间。Effron 等 2007 描述，非剥脱性激光（如 Q 开关 1064nm 激光）联合化学剥脱治疗，也可以提高临床效果。

四、黄金射频微针治疗痤疮瘢痕

（一）痤疮瘢痕的分类及分型

痤疮愈后形成的瘢痕组织，根据原发损害及临床部位的不同，有不同的临床表现。

(1) 造成痤疮瘢痕的原因：具体如下。

① 痤疮炎性损害中，当炎性反应逐渐加重，炎性脓疱及脓液等造成组织破坏。当组织破坏之后，随着损害的恢复，在这些坏死的局部出现肉芽组织修复。

② 如果出现损害后没有及时进行处理，甚至进行不恰当的处理，如不正确的挤、抠、使用外用药物等刺激因素，会导致损害的进一步加重。

③ 特殊部位张力较大，容易形成瘢痕，由个人体质造成的瘢痕较明显。

(2) 痤疮瘢痕的临床表现：具体如下。

① 修复所产生的肉芽组织不能填平组织缺损，形成凹陷。根据凹陷边缘的恢复情况，以及原来脓疱范围和损害后修复的结果，分别形成冰锥状、货柜车状、滚轮状的瘢痕。凹陷性瘢痕多见于面颊、颞部、额部及 T 区等部位，是常见的痤疮瘢痕类型。

② 增生性痤疮后瘢痕是痤疮皮损恢复后，由于局部组织张力大，导致局部持续修复，出现修复超出平常的团块状纤维组织聚集。好发位置多见于下颌角部位及下颏部颈肌前方，多见于青春期人群，往往伴有咬肌肥大、下颌下颈阔肌张力大或颈肌张力偏大的表现。

③ 如果患者有一定瘢痕体质基础，则可能出现瘢痕疙瘩的表现，多于下颌角及胸背部痤疮损害修复后出现。

（二）痤疮瘢痕的处理

1. 凹陷性瘢痕治疗的主要原则

选择各种方法刺激真皮及皮下组织再生，让凹陷瘢痕变得更浅，尽量恢复面部光滑程度。

2. 常规治疗方法

(1) 可选择皮肤激光磨削术、手术切除、局部填充等方法。

(2) 可以选择点阵 CO_2 激光、黄金射频微针等方法治疗。在黄色或者深肤色人种中应用 CO_2 激光治疗后出现皮肤色素沉着的并发症发生率较高，使其应用受到了限制。结合目前的临床疗效观察来看，使用点阵 CO_2 激光治疗的凹陷性痤疮瘢痕能得到一定程度的改善，但仍然需要多次治疗。

3. 黄金射频微针治疗痤疮凹陷性瘢痕

(1) 概念及优势：具体如下。

① 黄金微针点阵式排列，刺入真皮后引发点阵式机械刺激，同步针尖发射射频，促进胶原重塑和再生。

② 依据不同程度的凹陷性痤疮瘢痕选择出针长度和单极或双极射频模式治疗，使治疗更广泛、更彻底。射频对组织的热效应是立体、均匀而持续的，受热组织块在三维方向上发生收缩，而其较大的穿透深度可保证有效地作用于皮肤全层。

③ 射频治疗后，在真皮网状层形成一个圆锥状的菱形真皮组织热凝固区域，损伤上皮的范围较小；射频作用时间越长，热量释放和向周围弥散更为明显，能显著改变热损伤区的平均宽度，同时在高能量治疗时，局部组织内能产生更多的成纤维细胞增生。

④ 微针刺入开通了皮肤细微管道，即刻透皮给予外用各类美塑疗法制剂或无菌修复面膜可以减轻局部炎症反应，缓解红肿，同时促进皮下胶原纤维的新陈代谢，增强疗效。

(2) 治疗方法：具体如下。

① 常规术区外涂表面麻醉药，治疗区络合碘消毒、酒精脱碘消毒。

② 根据患者治疗部位凹陷性瘢痕严重程度、皮肤厚度和耐受情况选择不同的治疗参数；出针长度为 0.5～1.8mm，射频输出时间为 400ms 和 600ms，射频功率为 8～12W。对于较严重的凹陷性痤疮瘢痕，可实施同一治疗区域不同治疗深度和射频能量重复治疗 1 次。面颊、下颌为功率 8～12W，脉宽 600ms，深度 1.5～1.8mm；

前额功率 4W, 脉宽 200~500ms, 深度 0.8mm。

③每 3 次为 1 个疗程, 每次间隔 6~8 周。

(3) 治疗反应与处置: 治疗后创面红斑, 继之水肿, 术中配合外用各类无菌型修复舒缓制剂及无菌修复面膜护理。1 周内避免使用彩妆品, 注意防晒 (图 8-4)。

(4) 联合治疗: 可联合多种近红外波长激光治疗。1320nm 激光、1450nm 激光和 1550nm 激光有助于抑制皮脂腺分泌及抗炎作用。非剥脱性点阵激光 (1440nm 激光、1540nm 激光和 1550nm 激光等) 和剥脱性点阵激光 (2940nm 激光、10 600nm 激光) 对痤疮后期瘢痕有一定改善。

临床应用时建议选择中光斑、较高能量及低点阵密度的多次治疗。

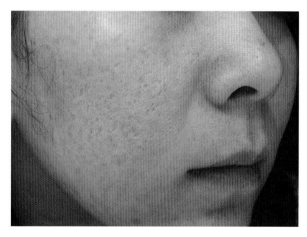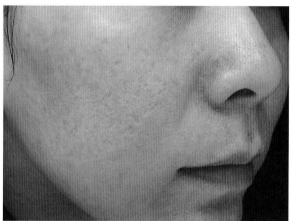

▲ 图 8-4 黄金射频微针治疗痤疮后瘢痕
治疗前 (左); 治疗后 (右)

五、黄金射频微针治疗毛孔粗大

(一) 毛孔粗大的概念

毛孔粗大是临床常见的皮肤问题, 粗大的毛孔导致在皮肤表面形成凹陷不平的外观, 从而影响美观。

(1) 毛孔粗大的数值分析: 具体如下。

① 毛孔粗大是皮肤表面的毛孔开口, 表现为单个超过 0.02mm² 的圆形中空结构。如果假设毛孔为圆形, 单纯按照半径 0.08mm 计算, 直径为 0.16mm, 按照圆

面积计算公式，测算的毛孔圆形为 0.020 096mm²。所以也可以理解为，直径超过 0.16mm 的毛孔就表现为毛孔粗大。

② 人的毛孔的正常直径为 0.02～0.05mm。按照毛孔粗大的定义来测算，即实际上数据为正常的 3～8 倍就可以明确认定。

(2) 毛孔粗大的发生原因：皮脂腺分泌旺盛，造成皮脂持续分泌，导致毛囊开口扩大；皮肤弹性下降，对毛孔的支持约束力量降低，导致毛孔变粗。毛囊本身的原因也可以造成粗大，如毛囊内容物增多。

此外，能诱发毛孔粗大的因素还有反复的痤疮复发、个体激素紊乱、不恰当护理等，这些都可以直接影响毛孔的大小。

① 毛囊及皮脂腺管口异常角化。毛囊及皮脂腺管口异常角化的作用机制为，生活不规律，激素分泌紊乱，造成角质不能正常代谢，毛囊及皮脂腺管口堆积过多角质，使得毛孔变得粗糙，容易堵塞。此类患者年龄偏小，且多有痤疮史。压力过大和环境污染等因素也有影响。

② 皮肤老化。随着个体老化的缓慢进行，皮肤老化的特征也逐渐表现出来。皮肤缺乏弹性，皮肤胶原蛋白减少，不足以支撑周围的毛孔，使得毛孔出现椭圆形的粗大状态。此类患者常伴有其他面部衰老表现，如毛细血管扩张和皮肤松弛、弹性降低、厚度变薄、色素沉着、皱纹增多加深等。

2008 年日本学者研究结果表明，毛孔粗大的全部面积、单位面积内的毛孔及毛孔总数，会随着年龄的增大而逐渐增加，到 50 岁左右就可以达到一生的高峰值。随后会随着年龄增加而逐渐有所减弱。实际上，对这一趋势最合理的解读是，整个阶段的变化和衰老的过程及更年期的改变有一定的关系。

粗大毛孔在年轻时基本上为圆形或者接近圆形。但是随着年龄增加，毛孔粗大的外观逐渐变为椭圆形，其长轴有沿局部皱褶平行走行的趋势。某些时候的外观看起来会有连成条状皱纹的感觉。这一点是老化皮肤毛孔粗大的主要特征。

(3) 毛孔粗大的分级（图 8-5）：毛孔粗大一般无法按照粗大的毛孔直径到底是多少来具体判定，因为不同人的毛孔本身细腻程度存在差别，无法用具体数值来测算，所以毛孔粗大主要是和自身皮肤进行对比来确定。

一般按照粗大毛孔累及的范畴来确定：①轻度，主要表现为两颊部、鼻部皮肤毛孔粗大；②中度，表现为两颊部、鼻部毛孔粗大；③重度，表现为两颊部、鼻部、额头毛孔粗大。特定部位毛孔粗大，表现为颏部、部分人眉毛等部位毛孔粗大。

轻度	中度	重度
两颊部、鼻部皮肤毛孔粗大	两颊部、鼻部毛孔粗大	两颊部、鼻部、额部毛孔粗大

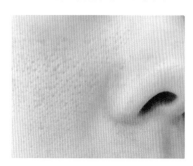 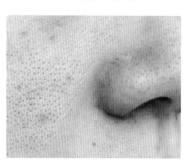 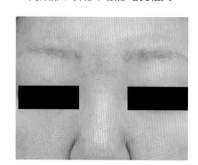

▲ 图 8-5　毛孔粗大的分级

一般来说，特别是面颊部位的毛孔粗大，多数伴有皮肤屏障功能受损，表现为不耐受温差的变化、易红易烫等。

（二）毛孔粗大和清洁

1. 清洁现状

目前，很多消费者受到护肤品厂家"洗脸一定要洗干净""洗不干净会堵塞毛孔"思维的影响，所以很容易出现过分清洁。

(1) 洗脸工具：在洗脸工具上使用毛巾、洗脸海绵、洗脸刷等产品，甚至有用丝瓜、搓澡巾等来洗脸的人。追求的目标是洗干净脸。

(2) 洗脸用护肤品：洗脸时使用的护肤品最常见的是洗面乳，其中含有各种表面活性剂。由于最初的离子型表面活性剂破坏力度太强大，所以逐渐更换为氨基酸中性的表面活性剂，损伤力度逐渐减小。

(3) 卸妆产品：很多女性在化淡妆之后都会使用卸妆产品，这实际上很有问题，但是不被众人所认知。具体表现在需要使用卸妆油、卸妆乳、卸妆水，之后还会习惯性使用一次洗面乳等。这样其实对皮脂膜的破坏力度更大。实际上，接触彩妆类较多的人，如演员或者艺术工作者，皮肤普遍比较差，毛孔粗大也似乎更为多见一些。

2. 清洁可以造成毛孔粗大

清洁皮肤时，皮肤表面的皮脂膜受到破坏，此时对皮肤的保湿力度显著降低。皮肤为了维持皮脂膜的完整和功能稳定，需要代偿性分泌更多皮脂；而身体为了产生更多皮脂，一定会通过对体内各种生理生化现象的调节，让皮脂腺变大、变得成熟。

　　随着皮脂腺的分泌增多，导致毛囊皮脂腺导管开口处的通道可能不够满足皮脂分泌排出的实际需求，于是局部开口可能逐渐变粗，以适应皮脂腺分泌增多的过程。长期这样的过程持续存在，会在一定程度造成毛孔粗大的表现。这种毛孔粗大可以能会伴随一定程度的局部皮肤多油。

3. 减少清洁，毛孔粗大可以逐渐恢复

　　笔者在敏感皮肤的处理过程中，首先的要求减少对皮脂膜的进一步破坏，也就是需要减少清洁的次数和力度。这样观察一段时间可以发现，短期内会有皮脂分泌增多而觉得更为油腻的过程，但是这一般不会超过 1 个月，之后即可出现皮脂腺分泌的减少，这样也就逐渐导致毛孔不再因为皮脂腺分泌旺盛的原因而扩大，使得毛孔逐渐减小。

（三）毛孔粗大的内因

　　毛孔粗大的内部因素，主要是指毛孔毛囊皮脂腺内部的因素，即能够直接导致毛孔粗大的因素。其余相关的内分泌等因素，从解剖结构上来说，不是毛孔内的直接因素。

1. 皮脂腺分泌旺盛

　　皮脂腺分泌旺盛会导致毛孔逐渐变粗，特别是开口部位。

2. 毛囊内容物撑大

　　毛本身一定是长在毛囊内的。需要知道，持续存在的毛囊内容物会撑大毛囊，而且让毛囊周围组织相对疏松。可以理解为毛囊有向内回弹的力量，这种长期的内容物存在，导致回弹力量减弱。推测其机制类似于"捆扎物体的皮筋"老化。

　　(1) 毛：具体如下。

　　① 如果毛囊内的毛变粗，会导致局部毛孔内的支撑力量相对较大，导致毛孔相对变粗。

　　② 毛孔内毛变多。正常情况下，一个毛孔内以有一根毛为主，偶然也可以出现 2 根毛左右。但是临床上有一种情况，即一个毛孔里面可以发现有一簇毛，一簇为 3～5 根毛，有些时候甚至可以多达 10 根。这种临床表现在皮肤科传统的教科书中被称为小棘状毛壅病。可以想象，这种一簇毛集中在毛囊中，对毛囊的支撑力量一定会持续存在较长的时间，会让毛囊开口的扩大一直持续存在。

(2) 毛囊角栓：具体如下。

① 毛囊角栓发生在毛囊开口处，由脱落的毛囊上皮角质层、皮脂和微生物等成分构成。其在毛囊开口局部持续存在，而且会缓慢逐渐增大。从最早期的微粉刺到肉眼就可见的粉刺，到后来比较巨大的黑头粉刺等，这也是毛囊角栓对周围持久的压力，是持续性膨胀的力量，对撑大毛囊开口有直接的作用。

② 即便是毛囊角栓被去除之后，被撑大的毛囊也会有一定的回弹力度，但是终究不能回到之前没有长角栓时的状态。原因很简单，通过类比方法就知道，一旦胖起来，被撑松的腹部皮肤在减肥之后很难回到发胖之前的状态。

(3) 毛囊炎脓疱：当毛囊角栓堵塞之后，局部微环境发生改变，容易发生葡萄球菌等局部繁殖增多，造成毛囊炎改变、炎性细胞浸润、脓液形成等，可以沿着毛或者毛孔到皮肤表面，这时候能够看到炎性丘疹，之后有脓头形成。此时，毛囊炎对局部周围组织有一定的破坏作用。所以毫无疑问，这会加重毛孔粗大的改变。

（四）毛孔粗大的外因：毛孔周围组织结构的改变

1. 微瘢痕形成

(1) 毛囊内的因素作用在毛囊壁上，会造成毛孔粗大的表现。笔者认为，毛囊外侧紧邻毛囊皮脂腺的一些组织，在持续存在的张力和炎性刺激因素下，毛囊周围的结缔组织会受到刺激出现类似瘢痕的改变，如组织结构致密、胶原纤维增多等组织病理学表现。在结构上类似瘢痕组织，可以称为"微瘢痕"。

(2) 类比的资料证明，对于痤疮瘢痕比较新的分类中，下颌部的瘢痕会出现鹅卵石样的外观，以皮色丘疹为主，外观上并没有明显的瘢痕特征。但是其病理学结果表明，在毛囊皮脂腺周围的胶原纤维致密，包绕毛囊皮脂腺结构，有瘢痕的特点。所以在最新的痤疮瘢痕分类中，也把这种表现认为是痤疮瘢痕。

2. 冰锥状损害的类似皮损

痤疮的凹陷性瘢痕中，大部分呈现 V 形特点。但是需要注意，很小的 V 型结构其实是因为粉刺清除比较早，或者毛囊炎性损害对毛孔开口的破坏不太明显，所以局部有相对较小的 V 型冰锥状损害，这也是部分较大的毛孔粗大的实质表现。

3. 毛囊周围支撑力度降低

随着人体衰老，真皮胶原和结缔组织等有一定的变化，表现为真皮内透明质酸含量、胶原蛋白的含量逐渐减少。加上光老化和蛋白质糖基化等因素，造成胶原蛋白、弹性蛋白的功能逐渐降低和遭到破坏，因此毛囊周围组织原本支撑和约束的力度，随着这些变化而逐渐减弱，导致了毛囊向外略有膨出的改变。这就是支撑力度降低的必然结果。

（五）毛孔粗大的处理

毛孔粗大的处理，就是按照前面所描述的 3 部分原因，分别进行针对性处理。常用治疗方法包括使用化妆品类、化学剥脱、物理磨削、强脉冲光（IPL）、剥脱 / 非剥脱点阵激光、射频点阵微针、肉毒毒素注射、软组织填充等，可有效促进皮肤真皮层胶原新生，提升皮肤弹性，紧致毛孔。光电类可同时加热真皮层，有效减少过盛分泌的皮脂腺及粗大毛囊，达到改善皮肤质地，缩小粗大毛孔的目的。

1. 减少皮脂腺的分泌

(1) 口服及外用药物。维 A 酸可强力抑制皮脂分泌，同时促进皮脂腺毛囊的正常角化。实验证实，维 A 酸可以减少 90% 皮脂腺分化。

(2) 适当的抗雄激素治疗。口服避孕药在患者有高雄激素状态时可以考虑，但是应该规范口服。如果不想口服避孕药，可以考虑结合螺内酯或者甲氰米胍等具有一定抗雄激素功能的药物；也可以适当补充大豆异黄酮等类雌激素的成分。

(3) 口服锌制剂，如蛋白锌、葡萄糖酸锌、甘草锌等药物。

(4) 避免多糖饮食、奶酪、牛奶及相关乳制品等可升高血糖指数的食物，减少因胰岛素样生长因子 –1 增多导致的皮脂合成增加。

2. 局部处理措施

(1) 可以选择 2% 烟酰胺、水杨酸等。

(2) 皮内微滴注射肉毒杆菌毒素，也可微针后局部涂 20U。

(3) 点阵激光，非剥脱性 1540nm、1550nm、1565nm、1927nm 等，能够破坏皮脂腺，有一定的控油作用。

(4) 光子治疗，以加热模式为主，辅助适当的光调作用有所帮助。

(5) 光动力治疗通过光化学作用破坏皮脂腺。

(6) 美塑疗法改善皮肤微循环调理皮脂分泌。

(7) 黄金射频微针积极处理。

3. 不同年龄段的毛孔粗大处理着眼点

(1) 15—25 岁人群：局部控油、通畅为主。

(2) 25—35 岁人群：维护毛孔通畅、舒敏抗炎为主。

(3) 超过 35 岁人群：抗衰老为主，兼顾通畅。

（六）黄金射频微针治疗毛孔粗大

1. 治疗方法（图 8-6）

（1）术前准备：常规清洁面部，标准相机拍照、皮肤影像分析仪或 VISIA 拍照，用 5% 复方利多卡因乳膏涂抹面部患处，外敷保鲜膜 40～50min；常规消毒 3 遍，0.9% 生理盐水脱碘。

（2）治疗参数：根据皮肤状况、部位选择参数，能量为 6～8W，脉宽为 200～600ms，深度为 0.5～2.0mm。

① 皮肤状况良好，毛孔粗大明显：面颊部 8W，400～500ms，深度 1.8mm；鼻部 8W，500～600ms，深度 2.0mm；额部 4W，400ms，0.8mm；眼周 6W，200ms，0.5mm。

② 皮肤薄嫩，毛孔轻中度粗大：面颊部 6W，300～400ms，深度 1.8mm；鼻部 8W，500ms，深度 2.0mm；额部 4～6W，300ms，深度 0.8mm；眼周 6W，200ms，深度 0.5mm。

（3）治疗反应：皮肤发红继之出现丘疹样反应，规范排列发射，治疗头每发可重叠 10%～20%，即刻会有白色皮脂溢出，及时清理至淡黄色渗出液为止，用干纱布清除干净，尤以鼻部、额头、两颊为甚；也有医生的操作习惯为避免重叠，认为这样可以均匀发射。

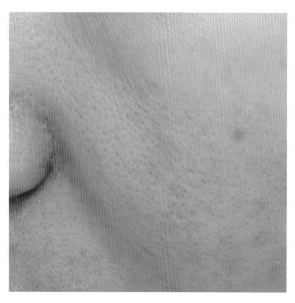 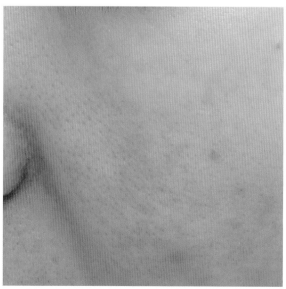

▲ 图 8-6　黄金射频微针治疗毛孔粗大
治疗前（左）；治疗后（右）

(4) 术后护理：术后即刻外涂修复产品，外敷无菌修复凝胶面膜 40～60min；术后连续 3 天，继续清洁及修复治疗，红光照射，每日 1 次；修复产品 2～4h 使用 1 次，修复面膜每日早晚各使用 1 次。术后 24h 内生理盐水擦脸，24h 后低刺激性洗面奶洗脸，72h 后每日加喷保湿调理喷雾 3 次；1 周内避免使用彩妆品，注意防晒。

2. 治疗方案及标准

(1) 根据病情及患者需求，1 个疗程选择 3～5 次，每次间隔 1 个月。

(2) 治疗标准为毛孔缩小，皮肤不油腻，肤色正常，皮肤较紧；VISIA 检测显示，毛孔、肤质、紫质、红色区分值提高；患者、家属及医师均感满意。

(3) 黄金射频微针治疗毛孔粗大，具有疗效确切，既可控油、收毛孔，又能修复皮肤屏障、收紧皮肤，具有损伤小、恢复快、可重复的优点，是值得临床广泛推广的技术。

（杨　军）

参考文献

[1] 崔佳，姚庆君，韩维鑫，等 . 面部痤疮凹陷性瘢痕的治疗方法及趋势 [J]. 中国美容整形外科杂志，2021, 32(3):3.

[2] 黄梦婷，宋潇，张佩莲 . 痤疮凹陷性瘢痕光电治疗的研究进展 [J]. 中国皮肤性病学杂志，2018(8):959–962.

[3] 张春阳，宋静卉，李雪莉，等 . 微针联合类人胶原蛋白对面部毛孔粗大及皮肤屏障的影响 [J]. 中国医疗美容，2018, 008(012):52–56.

[4] 张博，谭军，李高峰，等 . 侵入式点阵射频治疗面部凹陷性瘢痕疗效观察及安全性分析 [J]. 中国美容医学，2016, 25(03):44–46.

[5] 杨海皎 .EndyMed 非绝缘相控 3DEEP 射频微针在面颈部美容治疗的临床观察 [J]. 世界最新医学信息文摘 (电子版), 2016(67):37.

[6] 栾琪，钱琳瀚，王磊，等 .CO$_2$ 点阵激光 Deep 与 Superficial 模式联合治疗萎缩性痤疮瘢痕的临床分析 [J]. 临床皮肤科杂志，2015, 44(1):36–39.

[7] Lan T, Tang L, Xia A, et al. Comparison of Fractional Micro–Plasma Radiofrequency and Fractional Microneedle Radiofrequency for the Treatment of Atrophic Acne Scars: A Pilot Randomized Split–Face Clinical Study in China[J]. Lasers Surg Med, 2020.

[8] Kim J, Lee YI, Kim J, et al. Safety of Combined Fractional Microneedle Radiofrequency and CO$_2$ as an Early Intervention for Inflammatory Acne and Scarring Treated With Concomitant Isotretinoin[J]. Dermatol Surg, 2020, 46(10):e71–e77.

[9] Zeng R, Liu Y, Zhao W, et al. A split–face comparison of a fractional microneedle radiofrequency device and fractional radiofrequency therapy for moderate–to–severe acne vulgaris[J]. J Cosmet Dermatol, 2020, 19(10):2566–2571.

[10] An MK, Hong EH, Suh SB, et al. Combination Therapy of Microneedle Fractional Radiofrequency and Topical Poly-Lactic Acid for Acne Scars: A Randomized Controlled Split-Face Study[J]. Dermatol Surg, 2020, 46(6):796-802.

[11] Seo KY, Kim DH, Lee SE, et al. Skin rejuvenation by microneedle fractional radiofrequency and a human stem cell conditioned medium in Asian skin: a randomized controlled investigator blinded split-face study[J]. J Cosmet Laser Ther, 2013, 15(1):25-33.

[12] Elawar A, Dahan S. Non-insulated Fractional Microneedle Radiofrequency Treatment with Smooth Motor Insertion for Reduction of Depressed Acne Scars, Pore Size, and Skin Texture Improvement: A Preliminary Study[J]. J Clin Aesthet Dermatol, 2018, 11(8):41-44.

[13] Min S, Park SY, Yoon JY, et al. Fractional Microneedling Radiofrequency Treatment for Acne-related Post-inflammatory Erythema[J]. Acta Derm Venereol, 2016, 96(1):87-91.

[14] Park JY, Lee EG, Yoon MS, et al. The efficacy and safety of combined microneedle fractional radiofrequency and sublative fractional radiofrequency for acne scars in Asian skin[J]. J Cosmet Dermatol, 2016, 15(2):102-7.

[15] Chae WS, Seong JY, Jung HN, et al. Comparative study on efficacy and safety of 1550 nm Er:Glass fractional laser and fractional radiofrequency microneedle device for facial atrophic acne scar[J]. J Cosmet Dermatol, 2015, 14(2):100-6.

[16] Chandrashekar BS, Sriram R, Mysore R, et al. Evaluation of microneedling fractional radiofrequency device for treatment of acne scars[J]. J Cutan Aesthet Surg, 2014, 7(2):93-7.

[17] Lee KR, Lee EG, Lee HJ, et al. Assessment of treatment efficacy and sebosuppressive effect of fractional radiofrequency microneedle on acne vulgaris[J]. Lasers Surg Med, 2013, 45(10):639-47.

[18] Shin JU, Lee SH, Jung JY, et al. A split-face comparison of a fractional microneedle radiofrequency device and fractional carbon dioxide laser therapy in acne patients[J]. J Cosmet Laser Ther, 2012, 14(5):212-7.

[19] Hruza G, Taub AF, Collier SL, et al. Skin rejuvenation and wrinkle reduction using a fractional radiofrequency system[J]. J Drugs Dermatol, 2009, 8(3):259-65.

[20] Goodman GJ. Management of post-acne scarring. What are the options for treatment? [J]. Am J Clin Dermatol, 2000, 1(1):3-17.

[21] Kim J, Lee YI, Kim J, et al. Safety of Combined Fractional Microneedle Radiofrequency and CO_2 as an Early Intervention for Inflammatory Acne and Scarring Treated With Concomitant Isotretinoin[J]. Dermatol Surg, 2020, 46(10):e71-e77.

[22] Katz BE. The Fate of Active Acne and Acne Scars Following Treatment With Fractional Radiofrequency[J]. J Drugs Dermatol, 2019, 18(12):1268-1272.

[23] Wen X, Li Y, Hamblin MR. A Microneedling Fractional Radiofrequency Device for the Treatment of Nevus Comedonicus[J]. Dermatol Surg, 2020, 46(1):148-150.

[24] Kim ST, Lee KH, Sim HJ, et al. Treatment of acne vulgaris with fractional radiofrequency microneedling[J]. J Dermatol, 2014, 41(7):586-91.

[25] 汪蒋, 邓宇萱, 李吉, 等. 侵入性射频微针与等离子点阵射频治疗痤疮凹陷性瘢痕的自身对照研究 [J]. 中华皮肤科杂志, 2018, 51(2):126-130.

[26] 王青, 周成霞, 孟慧敏, 等. 面部毛孔标准照片评价及毛孔粗大影响因素分析 [J]. 四川大学学报 (医学版), 2010, 41(005):865-868.

[27] 吴严, 李远宏, 祝霞, 等. 点阵式 Er:YAG 激光治疗痤疮瘢痕及毛孔粗大的疗效观察 [J]. 中华皮肤科杂志, 2010, 43(2):105-107.

[28] Sugata K, Nishijima T, Kitahara T, et al. Confocal laser microscopic imaging of conspicuous

facial pores in vivo: relation between the appearance and the internal structure of skin[J]. Skin Res Technol, 2008, 14(2):208–12.

[29] Sugiyama–Nakagiri Y, Sugata K, Iwamura M, et al. Age–related changes in the epidermal architecture around facial pores[J]. J Dermatol Sci, 2008, 50(2):151–4.

[30] Shirshakova M, Morozova E, Sokolova D, et al. The effectiveness of botulinum toxin type A (BTX–A) in the treatment of facial skin oily seborrhea, enlarged pores, and symptom complex of post–acne[J]. Int J Dermatol, 2021.

第 9 章　黄金射频微针抗衰老治疗

一、衰老的概述

（一）衰老定义及分型

1. 衰老的定义

衰老是指伴随生命发生、发展过程中的一种活动，是机体从构成物质、组织结构到生理功能的丧失和退化过程。在这个随时间而延长的过程中，个体逐渐出现的退行性变化，而生理变化主要体现在机体组织细胞和构成物质的丧失，机体代谢率的减缓，机体和器官功能减退。

目前的研究认为，衰老是由干细胞衰退、DNA 退化、饮食精神因素、衰老基因活跃等一系列因素综合作用的结果，仍未形成统一的衰老理论。

(1) 衰老的普遍性：衰老是任何一个生物都会面临的话题，人类的自然寿命相对固定，所有人都一定会面临衰老的问题。近年来，越来越多的年轻人开始对衰老有更为明晰的认知，市场上不乏二十多岁就要求进行抗衰老处理的人群，并且这部分人还有逐渐扩大的趋势。

(2) 衰老的内在性：衰老的进程虽然有外在因素的参与，但是和衰老最直接的原因往往是有很多内在的因素，即人体自身的代谢周期和规律决定了衰老的表观改变。

关于衰老的端粒学说认为，细胞在每次分裂过程中都会由于 DNA 聚合酶功能障碍而不能完全复制染色体，因此最后复制的 DNA 序列可能会丢失，最终造成细胞衰老死亡。正因如此，细胞每进行 1 次有丝分裂，就有一段端粒序列丢失，当端粒长度缩短到一定程度，会使细胞停止分裂，导致衰老与死亡。

(3) 衰老的进行性：生命的过程是一个连续不断的过程。在这个过程中，一般认为衰老从中年开始。但是实际上从连续过程的角度看，衰老是从出生就出现的一个连续动态的过程。

(4) 衰老的有害性：衰老逐渐导致机体功能的老化，个体思维能力、记忆能力、逻辑分辨能力逐渐减弱，个体的体力、反应程度、机体的损伤后修复代偿能力等显著降低，个体随之出现形态衰老的改变，这对于其工作生活都是有害的。

(5) 衰老的个体差异性：在同一类生物中，不同个体间衰老的进程是不同的，只有那些衰老较慢的个体才有可能获得长寿。

(6) 衰老在一定程度上的可干扰性：衰老虽然是内在的自发过程，但可以人为地加速或延缓这种过程的进行。而对于衰老相关的外在表现，其实就是医学美容很重要的针对性目标所在。

上述 6 个特性作为衰老的标准被普遍接受和认可。

2. 衰老的分型

衰老可分为两类：生理性衰老和病理性衰老。两者实际很难区分。总之，衰老是许多病理、生理和心理过程的综合作用的必然结果。

(1) 生理性衰老指成熟期后出现的生理性退化过程。

(2) 病理性衰老是由于各种外来因素、各种疾病、各种精神心理压力等所导致的个体的老年性变化。

就衰老的病理生理学改变而言，各种因素导致身体出现轻微的慢性炎症反应持续存在，炎性因子产生作用，导致自由基生成，从而诱发各种导致衰老的改变。

（二）衰老的生理表现及临床特点

1. 衰老的主要生理表现

(1) 组织形态学改变：具体如下。

① 细胞变化，主要表现为细胞数的逐步减少。

② 组织与器官发生变化。由于内脏器官和组织的细胞数量减少，从而发生萎缩、重量减轻。

(2) 整体及外观变化：具体如下。

① 头发变白，部分人群脱发显著。

② 皮肤弹性降低，出现皱纹，出现老年斑；甚至有学者认为，黄褐斑、光老化皮肤都可以作为衰老的皮肤表现；皮肤松弛下垂明显。

③ 部分组织脂肪萎缩，导致局部出现凹陷，这是显著标志衰老的外观，如眶下凹陷、法令纹、木偶纹等。

④ 骨性结构下垂，导致眶骨下缘向下、下颌骨下都整体向下移位。

⑤ 和骨性结构邻近的肌肉弹性降低，软组织松弛下垂明显，和骨缝连接的一些真性韧带或皮韧带也出现松弛下垂。

2. 生理功能减退

(1) 心血管系统功能衰退，例如心肌纤维逐渐萎缩，心肌细胞内脂褐质堆积，心脏瓣膜变得肥厚硬化、弹性降低等。

(2) 呼吸器官老化，表现为肺容量降低，呼吸功能明显减退，代偿能力降低。

(3) 消化系统变化，主要是口腔、胃肠功能减弱，牙龈、牙齿发生萎缩性变化。

(4) 肌肉骨骼运动系统变化，主要表现在随年龄增长，肌纤维变细、弹性降低、收缩力减弱；骨骼中有机成分减少，无机盐增多，致使骨的弹性的韧性降低，易发生骨折等。

(5) 神经系统变化，主要表现为脑细胞在某种程度上的丧失，可能有脑萎缩出现，导致个体动作迟缓、灵活性减弱等。

（三）衰老的相关理论

1. 衰老是多因素共同作用

有关衰老的理论包括遗传控制理论、体细胞突变理论、神经内分泌理论、免疫理论、生活速率理论、生殖与老化理论、氧化应激理论等。大多数理论都是建立在生物体内在因素重要作用的基础上，而环境因素对衰老的发生发展同样不容忽视。

2. 衰老的自由基理论

自由基理论同时涵盖损伤积累衰老理论和基因程序衰老理论，核心观点如下。

(1) 细胞代谢过程中不断产生自由基，这些是造成细胞损伤的重要因素，也是引起机体衰老的根本原因之一。

(2) 造成细胞损伤的自由基主要是氧自由基（活性氧基团），主要由线粒体产生。

(3) 在体内补充适当的抗氧化剂和自由基清除剂，可以延长寿命和延缓衰老。

3. 炎性衰老

Franceschi 等于 2000 年首次提出，机体长期处于低级别慢性无菌性炎症反应状态，体内促炎细胞因子和炎症标志物通常保持在正常范围内，数值多维持在较高水平，显著高于年轻个体，提示炎性衰老的可能。

此外，常见的炎性因子如 IL-6、TNF-α 和 CRP 等在炎性疾病中发挥重要作用。

(1) 老年人单核细胞 / 巨噬细胞分泌的多种介质如 TNF-α、IL-1 和 IL-6，以及趋化因子如 MCP-1 和 IL-8 增加，都能更好地解释机体衰老与炎症之间的关系。

(2) 抗炎的细胞因子如 IL-10、IL-4 和 IL-13 等，在抗炎性衰老的调节反应中含量也会增加，以达到对抗炎症的目的。

(3) 炎性衰老其机制可归纳为四大主流学说，包括炎性细胞因子学说、自噬学说、DNA 损伤学说、氧化应激学说等。

(4) 炎症因子通过使细胞产生活性氧（reactive oxygen species，ROS）并激活 ATM/p53/p21（WAFl/Cipl）通路诱导上皮细胞衰老。

二、黄金射频微针抗衰老操作要点

（一）适合黄金射频微针抗衰老的求美者选择

1. 适宜人群

(1) 整体外观偏胖，所治疗的部位脂肪相对比较多，组织松弛下垂较为明显者，可以优先考虑（图 9-1A）。

(2) 面部有常规出现的眶下凹陷及法令纹等表现，但是面颊脂肪垫存在，而且眶下凹陷的下方有明显的松垂组织存在者（图 9-1B）。

(3) 双下巴明显，局部组织丰满度可，并未出现明显疏松感者，更为合适（图 9-1C）。

2. 不适宜人群

(1) 避免面部组织容量比较低，整体非常瘦的人群。这些人往往有颞部脂肪垫萎缩，眶下凹陷明显，面颊部凹陷明显，而且没有显著双下巴脂肪组织（图 9-2A）。

(2) 避免选择中面部发育上比较凹陷，特别是鼻骨旁及鼻基底部凹陷非常明显者，因为缺乏有效的组织支撑，此时黄金射频微针的抗衰老效果基本上无法有效体现出来（图 9-2B）。

(3) 避免选择有不切实际的抗衰老要求的人群，可以显著减少术后纠纷的发生。

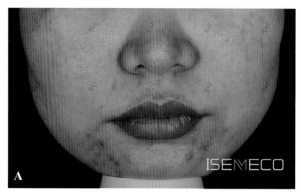

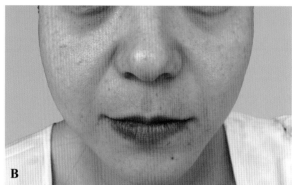

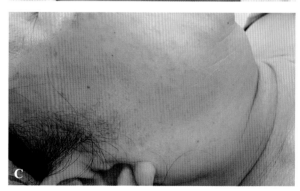

▲ 图 9-1　黄金射频微针抗衰的适宜人群

(4) 避免选择无法进行后续综合抗衰老处理的人群。

（二）黄金射频微针抗衰老的操作要点

1. 具体操作要点

(1) 在完成术前面诊和评估的基础上，对于操作医生来说，需要有整体、整合抗衰老治疗的实际立意：首先进行全面治疗，这时对治疗头要求有一定的重复密度，不同操作者的重复习惯和比例不同，可以有 50% 或 30% 的重叠，这样确保治疗力度足够；其次，需要有重点的局部处理。

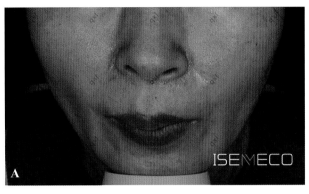

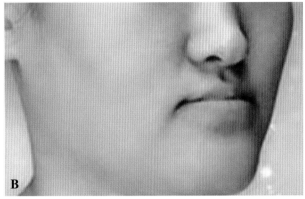

▲ 图 9-2　黄金射频微针抗衰的不适宜人群

(2) 根据抗衰老的要求，可以在有抗衰老要求的局部进行针对性的加强处理，也就是对于组织容积减少有帮助、组织松垂有改善、组织移位有助于复位的特定部位皮肤，重复遍数可以适当增多 1～2 遍，甚至可以更多，也可以进行不同层次的处理，但是需要确保在不会出现烫伤的情况下进行。

(3) 注意耳垂下及后方颈部局部皮肤的侧重强化处理，这样有助于下颌缘轮廓线的改善，同时产生提升紧致的效果。

(4) 颞部可以适当使用黄金射频微针进行处理，但是对于颞部出现凹陷的人群，仅仅处理凹陷区域外周为佳，中央凹陷部位需减少处理的力度。

(5) 对于富贵包的处理，需要配合肉毒毒素注射进行处理，这样才能获得更为理想的效果。

2. 特定黄金射频微针操作部位的联合治疗

(1) 针对下颌缘和双下巴部位，可以有效结合肉毒毒素进行颈阔肌放松，单纯效果不理想时可以配合使用溶脂针美塑疗法、局部线雕和光纤溶脂等。

(2) 可以在黄金射频微针处理之后进行颈部松弛及颈纹的处理，结合肉毒毒素颈阔肌放松、颈纹填充及美塑疗法处理，有效改善颈纹。

三、黄金射频微针联合抗衰老治疗

所有仪器设备的抗衰老原理，其实就是通过加热作用，使真皮的胶原蛋白和真皮和皮下组织的各种纤维结缔组织产生即刻和长期效应。这种加热作用可以是射频的作用，可以是近红外光的作用，也可以是激光的长脉宽持续作用。

最初，加热作用导致胶原纤维发生变性，胶原蛋白立即收缩。在随后的数月中，这种愈合反应会导致真皮与皮下的弹性蛋白和胶原纤维的数量增加。这种弹性和质地的改善，能够使皮肤外观看上去更为年轻，松弛下垂也会有一定程度的改善。

既然是加热作用引起的抗衰效果，那么实际上能够加热真皮的仪器都可以达到抗衰作用，唯一需要关注的是安全性。这种情况下，可以和黄金射频微针进行搭配组合。针对实施抗衰老治疗的仪器按照作用机制进行粗略分类，具体如下。

（一）光热作用

在激光的选择性光热作用中，用于加热皮肤的更多的是采用水吸收较高的近红外波段光。例如 NIR 红外光波，波长在 900～1800nm，在皮肤中的穿透深度是所有光与激光中最深的，比光子还要深很多，介于非剥脱激光与射频波之间，可有效加热真皮层，使胶原纤维收缩，并刺激新的胶原细胞的增生。

此外还有 FOTONA4D，Smooth 模式进行口腔颊黏膜局部的处理，累积温度可以达到 60～65℃，出现瞬间收缩效果，改善外观；Piano 模式，采用长脉宽的模式，加热皮肤，做到全面部深层加热塑形。

（二）射频作用

此类仪器的选择很多。深蓝射频、热拉提等射频电流的频率达到40.68MHz，市面上有很多类似仪器，甚至有一些家用的射频治疗仪。因为射频类仪器不需要医疗美容资质，所以近年来使用较为普遍。使用此设备即刻效果比较好，但是需要进行疗程化治疗，需要求美者有较高的依从性配合；此外，耗时较长，占用操作人员时间较多；疼痛度相对较低，对于无法接受热玛吉的疼痛感的求美者可以进行推荐。

随着监管的进一步完善，未来不除外比较强效的射频能量会完全按照医疗器械进行监管，所以需要在临床工作中持续关注。

此类仪器用于采取黄金射频微针、热玛吉求美者的后期加强，对局部效果或半年以后效果的维持，都可以采用温和的射频能量持续作用。

（三）射频和光的结合

代表性技术为 ELOS 技术，其将光子和射频进行结合，使这样两种不同方式产生的热效应在一定程度叠加。RF 射频能量更加有目的地作用于强脉冲光预热过的靶组织（如血管、毛囊、黑色素等），从而在更低的疼痛感下，增强了临床疗效，使红斑、毛细血管扩张、皱纹等皮肤问题改善更加明显。与此同时，较之其他单纯的强脉冲光设备，更加适用于Ⅳ型、Ⅴ型皮肤与褐色皮肤，降低了治疗过程中不良反应的发生概率。

四、整合抗衰老

（一）恬淡虚无真抗衰

1. 中国人自古就有养生的传统

这种养生的目的其实只有一个，就是健康、长寿。在诸多的抗衰老措施中，这种养生的抗衰老作用非常直接，几乎不需要额外宣传科普，绝大部分老百姓就有不同程度的自我认知。在中国对人的评价中，对老人健康长寿的外表所使用的词语常为"鹤发童颜"，其中"童颜"就是指皮肤抗衰老的外在表现。

经过理想的抗衰老治疗后的老年皮肤，其皮肤类似儿童的皮肤状态和外观。儿童皮肤的特点，就是平滑、有光泽、皱纹和色斑都不明显。除了内脏和器官的功能外，皮肤外观和功能也具有很重要的抗衰老意义。

2. 恬淡虚无可以让皮肤变好的原因

这种恬淡虚无的处事方式和性格，减少了应激因素的对皮肤的作用及影响。

皮肤中的血液很容易在应激状态时被优先供应内脏、骨骼肌等部位，这就导致其相对缺血的状态。恬淡虚无的人在日常生活中由于性格情绪等，造成的应激相对较少，对于皮肤来说，应激导致的皮肤血液供应波动性降低会明显减少，血液供应状态更佳，也就更有助于抗衰老。

这些人的进食量普遍相对少，出现暴饮暴食的状态非常罕见，进食后血液流向内脏的程度相对较低。食谱普遍绿色，肉类成分比较少。

此外，恬淡虚无性格的人一般都参与一定的锻炼。其锻炼方式比较多，包括静坐、太极拳，甚至大成拳站桩等。只要不是特别剧烈的武术活动，其保健效果都较好。这些适度的锻炼有助于改善微循环，提升个体的精神状态。

（二）食品抗衰

目前有越来越多的迹象表明，食品结构和抗老化关系密切，具体表现在有规律地食用某些特定的食物，能够减少甚至防止衰老征候的出现。

1. 抗衰老食品

(1) 抗氧化食物：蜂蜜、胡萝卜、黄瓜、绿茶、樱桃等。人体可以从这些食物中获得抗氧化成分来清除自由基，保养皮肤和各种身体功能。

(2) 补充不饱和脂肪酸食物：具体如下。

① 蔬菜类，如大蒜、洋葱、花菜、萝卜、冬瓜等陆生蔬菜，以及海带、紫菜、香菇、花菇和豆制品，其中的不饱和脂肪酸的含量非常丰富。

② 鱼类，各种海鱼都属于不饱和脂肪酸含量丰富的食物。

③ 水果，其中山楂、橘子、菜果、石榴等不饱和脂肪酸的含量较多。

④ 酸奶，不饱和脂肪酸的含量很丰富，但通常其中含有大量糖分。

⑤ 坚果，包括芝麻、核桃、葵花籽、榛子等。

⑥ 植物油，如橄榄油、牛油果、菜籽油都富含不饱和脂肪酸。

2. 补充膳食纤维的食物

膳食纤维是非淀粉多糖的多种植物物质，包括纤维素、木质素、蜡、甲壳质、果胶、葡聚糖、菊糖和低聚糖等，通常分为非水溶性膳食纤维和水溶性膳食纤维两类。膳食纤维是健康饮食不可缺少的成分，膳食纤维在保持消化系统的健康上扮演着重要的角色，同时摄取足够的膳食纤维也可以预防心血管疾病、癌症、糖尿病及其他疾病。

每天应该摄入 25～30g 膳食纤维。膳食纤维的作用比较多，首先有助于肠内大肠埃希菌合成多种维生素，对人体来说是必要的补充。其次，这些膳食纤维在胃肠中占据空间较大，使人有饱腹感，有利于减肥。进食膳食纤维后可刺激胃肠道，使消化液分泌增多和胃肠道蠕动增强，可防治便秘。高纤维饮食可通过胃排空延缓、肠转运时间改变、可溶性纤维在肠内形成凝胶等作用而使糖的吸收减慢，减少对胰岛 B 细胞的刺激，减少胰岛素释放与增高周围胰岛素受体敏感性，使葡萄糖代谢加强。

(1) 用全麦制品（如全麦面包、全麦馒头、全麦面条等）代替精米精面制品（如普通面包、馒头、面条）。

(2) 多吃芹菜、洋葱、大白菜、莴笋、豆类、香蕉、苹果、猕猴桃等含膳食纤维比较丰富的食物。

（三）抗衰老饮食习惯

1. 日本人的饮食习惯

日本人的平均寿命在亚洲人中比较高，其饮食习惯具有重要的作用。

(1) 饮食多样：日本料理的最大特色就是种类繁复，菜量精致，荤素俱全，分量较小，所以不会导致进食过多。

(2) 原汁原味：保持食材新鲜，以煮、烤、生食为主，可降低高血脂、高血压的风险。

(3) 多吃海产：日本人进食海产品较多，海产品相对猪、牛、羊等红肉，胆固醇更低而健康的不饱和脂肪酸更多。

2. 地中海饮食

"地中海饮食"是指有利于健康的简单、清淡且富含营养的饮食。

(1) 以水果、蔬菜、鱼、橄榄油、豆类、坚果类食物为主，辅以少量肉类的地中海饮食被研究者认为是最适宜推广用于逆转心血管病的非药物手段。

(2) 烹饪时要用植物油（含不饱和脂肪酸）来代替动物油（含饱和脂肪酸），尤其提倡用橄榄油。脂肪提供能量占膳食总能量比值在 25%～35%，饱和脂肪只占 7%～8%。

(3) 适量的红酒，以及白藜芦醇等抗氧化成分。

(4) 食物的加工程度低，新鲜度高，以食用当季和当地产的食物为主。

(5) 每天食用少量适量酸奶。

（四）药物抗衰

抗衰老的药物在一定程度上和抗衰老食物有一定的关系，归纳总结如下。

1. 抗氧化成分

(1) 维生素 C、维生素 E、原花青素、茶多酚：富含这些有抗氧化作用而发挥抗衰老作用的食物很多，这些成分可以做成保健食品和药丸，临床普遍使用。

① 维生素 C 是一种有还原性的氧化还原催化剂，可中和过氧化氢等的活性氧自由基，是最为常见的抗氧化剂。多种食物中都含有维生素 C，但是人需要刻意补充。

② 维生素 E 是由生育酚和生育三烯酚构成的 8 种相关化合物的统称，它们是一类具有抗氧化功能的脂溶性维生素。人体优先吸收和代谢 α- 生育酚，这是最重要的脂溶性抗氧化剂。它清除游离的自由基中间体并且停止自由基链增长，以此保护细胞膜免受由过氧化链反应产生的过氧化脂质的破坏。由此产生的氧化态 α- 生育酚自由基可被其他抗氧化剂如维生素 C、视黄醇或泛醇还原，使其重新回到活性还原态，继续起到抗氧化作用。

(2) 谷胱甘肽：这是一种含有半胱氨酸的多肽，具有抗氧化功能，是重要的细胞抗氧化剂之一。

(3) 辅酶 Q10：辅酶 Q10 具有卓越的抗氧化和清除自由基的功能，能预防血管壁脂质过氧化，预防动脉粥样硬化，预防突发性心脏病，尤其在心肌缺氧过程中能够发挥关键性改善作用。长期使用辅酶 Q10 能够有效防止皮肤衰老，其生物活性主要来自于其醌环的氧化还原特性和其侧链的理化性质。它是天然抗氧化剂，具有保护和恢复生物膜结构的完整性、稳定膜电位的作用，是机体的非特异性免疫增强剂，因此显示出极好的抗疲劳作用。

(4) 硫辛酸：硫辛酸属于 B 族维生素中的一类化合物，是一种存在于线粒体的辅酶，能消除导致加速老化与致病的自由基。硫辛酸在体内经肠道吸收后进入细胞，兼具脂溶性与水溶性的特性。

2. 抗炎药物及其他

未来可能的抗衰老模式是联合定期使用具有抗衰老作用的药物。随着药物研发的进展，抗衰老在一定程度上能够实现。

(1) 阿司匹林：具有如下作用。

① 镇痛作用，主要是通过抑制前列腺素及其他能使痛觉对机械性或化学性刺激敏感的物质（如缓激肽、组胺）的合成，属于外周性镇痛药。

② 消炎作用，通过抑制前列腺素或其他能引起炎性反应的物质（如组胺）的合成而起消炎作用，抑制溶酶体酶的释放及白细胞活力等也可能与其有关，还能够有效抑制炎性衰老的病理生理反应和具体表现。

③ 对血小板聚集的抑制作用，通过抑制血小板的前列腺素环氧酶，从而防止血

栓烷 A2（thromboxane A2，TXA2）的生成，能够辅助改善微循环，有助于减轻皮肤的亚健康状态。

(2) 二甲双胍：有研究表明，口服二甲双胍具有明确的抗衰老作用。常规用量为肠溶片每日 1 片（0.25g）。

① 抗衰老机制表现为服用二甲双胍的糖尿病患者产生胍丁胺的能力比没有服用的患者要高，甚至比普通健康人还高，胍丁胺主要参与脂肪酸的氧化和脂质代谢，发挥抗衰老的作用。此外，二甲双胍通过肠道细菌影响宿主寿命。

② 二甲双胍抗衰老明显受到摄入营养成分的影响。虽然氨基酸、肽、氨基糖和核苷酸影响肠道细菌生长，但是不影响二甲双胍延长寿命的作用；碳水化合物、醛及羧酸盐（如 D- 葡萄糖）协助肠道细菌生长，并且抵消 PACS-2 表达上调，让二甲双胍的延寿作用弱化。需要强调，二甲双胍会减少维生素 B_{12} 吸收，需要额外进行补充。

(3) 达沙替尼和槲皮素：美国梅奥诊所的一项小规模实验显示，让 9 名糖尿病相关肾病患者服用抗衰老药物连续 3 天，脂肪组织内的衰老细胞减少 30%，血液中衰老细胞水平也下降。他们服用的抗衰老药物为达沙替尼和槲皮素两种药物的组合，提示这两种药物有抗衰老的意义。

(4) 中药：一些中药材可以直接服用，也可以和一些食物联合起来使用，达到相应作用。

① 黄芪。中医认为黄芪"益元气而补三焦"，是"补气诸药之最"。现代研究发现，黄芪可以扩张冠状动脉，改善心肌供血，提升免疫能力，延缓细胞衰老。

② 人参。人参能"补五脏，安精神，定魂魄，止惊悸，除邪气，明目开心益智，久服轻身延年"。现代研究发现，它还具有抗氧化、抗衰老、抗疲劳、保肝、调节心血管、兴奋造血系统功能等作用。

③ 三七。清代名医赵学敏在其所著的《本草纲目拾遗》中说："人参补气第一，三七补血第一，味同而功亦等。"三七的化学成分、药理作用和临床应用与人参有相似之处，其人参总皂苷含量超过人参。三七可扩张血管，降低血管阻力，增加心输出量，减慢心率，降低心肌耗氧量和毛细血管的通透性。

④ 刺五加。《本草纲目》称之"久服轻身耐老"，现代研究发现，刺五加有抗衰老、抗疲劳（其抗疲劳作用比人参皂苷还强）、强壮身体的作用，还能调节神经系统、内分泌系统、心血管系统功能，且具有抗菌消炎和一定的抗癌作用。

⑤ 灵芝。《神农本草经》认为，灵芝能"补肝气，安魂魄""久食，轻身不老，延年神仙"。研究证实，灵芝对神经系统、呼吸系统、心血管系统功能都有调节作用，具有免疫调节、清除自由基、平衡代谢等功能。

⑥ 枸杞子。《神农本草经》称枸杞子"久服坚筋骨，轻身不老，耐寒暑"，以宁夏为原产地最佳。

⑦ 黄精。黄精具有明显的抗疲劳作用，也有抗氧化作用，能使小鼠肝脏超氧化物歧化酶活性升高，有一定延缓衰老作用。

⑧ 党参。党参具有补中益气，健脾益肺之功效，能够增强免疫力、扩张血管、降压、改善微循环、增强造血功能等。

五、预防性抗衰老

（一）预防性抗衰老的理念

1.最新的抗衰老理念是，需要进行适当的预防性抗衰老，而不是等待衰老表现出现和机体器官的功能改变之后才开始。人体的修复能力决定了需要预防性抗衰老。

2.在人的生长过程中，人体的修复能力实际上在 12 岁时是最强的，之后的修复能力随着年龄的增加而逐渐降低。这种与年龄相关的修复力度改变，在 20—25 岁时自己感觉不到，但是在 25 岁之后就会逐渐出现，而 30 岁之后一定就会被注意到，表现为损伤后修复能力降低、劳累后体力精力恢复时间延长等。所以在早期进行抗衰老措施，实际上修复能力也更佳。

（二）预防性抗衰老措施

1.基础防晒必须做好。防晒是所有抗衰老的基础，主要是做好各种物理和化学防晒，包括打伞、戴帽子、涂抹防晒霜等。很多人关于防晒霜的使用习惯是错误的，补充涂抹被完全忽略，这是不合适的。另外还有一些误区，觉得使用防晒霜之后，就不需要重视防晒。其实人体皮肤的黑素细胞在非面部的局部皮肤受到日光刺激时，也可能使面部等部位的皮肤出现问题。这是因为人的皮肤是整体性的生物反馈系统。

2.日常可以针对性使用一些抗氧化、抗糖化的食物或者药物。

3. 针对性进行肉毒毒素注射的提前处理。某些人因习惯性皱眉、抬额头而出现皱纹或者鱼尾纹等，这些可能和年龄关系不大。有人在不到 18 岁时即可出现动力性皱纹。应该根据皮肤的实际表现来进行肉毒毒素注射，而不是根据年龄。

4. 在 25 岁之后，出现明显的松弛下垂趋势之前，可以根据颈阔肌的张力情况，选择性注射肉毒毒素，选择性进行抗衰老的仪器设备处理，这才是正确的综合性抗衰老。

5. 进行心态、饮食习惯的调节，即尽量维护健康的心态和良好的抗衰老饮食习惯。

（齐显龙）

参考文献

[1] 崔晓美，姚晓东，许攀，等 . 侵入式点阵射频联合透明质酸水光注射治疗面部皮肤老化的临床疗效观察 [J]. 中国医疗美容，2019.

[2] 黄祥玉，魏红，戴秀萍，等 . 微针点阵射频面部年轻化治疗的临床疗效观察 [C]//2014 中华医学会整形外科分会第十三次全国学术交流会 .2014.

[3] 俞满昌 . 侵入式点阵射频在皮肤年轻化治疗中的应用 :40 例临床观察报告 [J]. 中国美容整形外科杂志，2015, 26(003):156–158.

[4] 李曼，朱威 . 点阵射频的临床应用进展 [J]. 实用皮肤病学杂志，2018, 11(06):39–42.

[5] 周成霞，孙林潮，王一臣，等 . 点阵双极射频面部皮肤年轻化治疗临床疗效及安全性观察 [J]. 中国美容医学，2013, 22(21):2117–2119.

[6] Ho D, Kraeva E, Schulman JM, et al. Aesthetic and Functional Improvement of Chronic Radiation Dermatitis With Noninsulated Microneedle Fractional Radiofrequency[J]. JAMA Dermatol, 2017, 153(5):478–479.

[7] Dayan E, Chia C, Burns AJ, et al. Adjustable Depth Fractional Radiofrequency Combined With Bipolar Radiofrequency: A Minimally Invasive Combination Treatment for Skin Laxity[J]. Aesthet Surg J, 2019, 39(Suppl_3):S112–S119.

[8] Alessa D, Bloom JD. Microneedling Options for Skin Rejuvenation, Including Non-temperature-controlled Fractional Microneedle Radiofrequency Treatments[J]. Facial Plast Surg Clin North Am, 2020, 28(1):1–7.

[9] Kleidona IA, Karypidis D, Lowe N, et al. Fractional radiofrequency in the treatment of skin aging: an evidence-based treatment protocol[J]. J Cosmet Laser Ther, 2020, 22(1):9–25.

[10] Liu TM, Sun YM, Tang ZY, et al. Microneedle fractional radiofrequency treatment of facial photoageing as assessed in a split-face model[J]. Clin Exp Dermatol, 2019, 44(4):e96–e102.

[11] Lyons A, Roy J, Herrmann J, et al. Treatment of Décolletage Photoaging With Fractional Microneedling Radiofrequency[J]. J Drugs Dermatol, 2018, 17(1):74–76.

[12] Hruza G, Taub AF, Collier SL, et al. Skin rejuvenation and wrinkle reduction using a fractional

radiofrequency system[J]. J Drugs Dermatol, 2009, 8(3):259–65.

[13] Tanaka Y. Long–term Nasal and Peri–oral Tightening by a Single Fractional Noninsulated Microneedle Radiofrequency Treatment[J]. J Clin Aesthet Dermatol, 2017, 10(2):45–51.

[14] Lu W, Wu P, Zhang Z, et al. Curative effects of microneedle fractional radiofrequency system on skin laxity in Asian patients: A prospective, double–blind, randomized, controlled face–split study[J]. J Cosmet Laser Ther, 2017, 19(2):83–88.

[15] Kaplan H, Kaplan L. Combination of microneedle radiofrequency (RF), fractional RF skin resurfacing and multi–source non–ablative skin tightening for minimal–downtime, full–face skin rejuvenation[J]. J Cosmet Laser Ther, 2016, 18(8):438–441.

[16] Naouri M, Mazer JM. Non–insulated microneedle fractional radiofrequency for the treatment of scars and photoaging[J]. J Eur Acad Dermatol Venereol, 2016, 30(3):499–502.

[17] Lee SJ, Kim JI, Yang YJ, et al. Treatment of periorbital wrinkles with a novel fractional radiofrequency microneedle system in dark–skinned patients[J]. Dermatol Surg, 2015, 41(5):615–22.

[18] Jeon IK, Chang SE, Park GH, et al. Comparison of microneedle fractional radiofrequency therapy with intradermal botulinum toxin a injection for periorbital rejuvenation[J]. Dermatology, 2013, 227(4):367–72.

[19] 王志睿, 林敬明, 张忠义. 刺五加化学成分与药理研究进展 [J]. 中药材, 2003, 26(008):603–606.

[20] 黎阳, 张铁军, 刘素香, 等. 人参化学成分和药理研究进展 [J]. 中草药, 2009, 40(001):164–164.

[21] 郑裕国, 王远山, 薛亚平. 抗氧化剂的生产及应用 [M]. 北京: 化学工业出版社, 2004.

[22] 王岳飞, 徐平, 李磊, 等. 茶多酚与几种天然抗氧化物质的协同作用研究 [J]. 茶叶科学, 2010, 30(2):109–114.

[23] Flory J, Lipska K. Metformin in 2019[J]. JAMA, 2019, 321(19):1926–1927.

[24] Podhorecka M, Ibanez B, Dmoszyńska A. Metformin – its potential anti–cancer and anti–aging effects[J]. Postepy Hig Med Dosw (Online), 2017, 71(0):170–175.

第 10 章　黄金射频微针治疗腋臭

汗腺分泌液有特殊的臭味，或者汗液被分解产生臭味称为臭汗症。其中外泌汗腺引起的臭汗症，是由细菌分解皮肤表面的某些物质和汗液所引起，常常同时伴随出汗比较多，即同时伴随多汗症；而顶泌汗腺相关的臭汗症是指腋臭。

腋臭俗称狐臭，患者腋窝、外阴或乳房等部位的顶泌汗腺分泌的汗液脂肪酸比普通人高，呈淡黄色，较浓稠；当脂肪酸达到一定浓度，经皮肤表面葡萄球菌等细菌进行分解，产生不饱和脂肪酸而发出臭味。其和狐狸肛门排出的气味相似，所以常称为狐臭。

一、黄金射频微针治疗腋臭操作要点

（一）腋臭概述

1. 腋臭的特点

(1) 遗传性：腋臭不只是有遗传性，而且还是显性遗传。根据遗传学"孟德尔遗传规律"，父母的基因在不同组合中有不同的遗传率，若父母双方中一人有狐臭，孩子患狐臭的概率在 50% 左右；若是父母双方都有狐臭，孩子患狐臭的概率高达 75%。

(2) 腋臭的发生率：在中国，腋臭的发生率在 11% 左右，其中女性发生率为 16%，男性发生率为 7%。黄种人的发生率在所有人种中占比最低，只有 11%；白种人的发生率为 90%，即只有不到 1/10 的人没有腋臭；发生率最高的属黑色人种与棕色人种，其发生率为99%。

(3) 腋臭的年龄和季节因素：顶泌汗腺的分化是随着青春期发育逐渐进行的，所以在青壮年中较为明显，老年后可以显著减轻。这和汗腺的数目及激素的状态改变有关系。腋臭一般在夏季更为明显，冬季往往减轻。这种季节性改变决定了其治疗的时机，冬季即将结束时是首选的治疗时机。

(4) 腋臭的危害：腋臭对个人身体健康没有什么影响，但这种异味对社交会有一定影响，进而影响个人心态，个体容易出现自卑心态和回避社交的表现。

2. 腋臭的分级方法

腋臭缺乏客观的分级方法，目前临床多使用 Park 和 Shin 分级（表 10-1）。

表 10-1　腋臭的 Park 和 Shin 分级

分　级	定　义
0	任何环境或条件下均不能闻及特殊臭味
1	仅在剧烈活动后可闻及轻微臭味
2	日常活动后，距离腋部 1m 内有轻微气味
3	日常活动后，距离腋部 1m 外可闻及气味

3. 目前常见的腋臭治疗方法

(1) 手术处理：包括手术切除局部皮肤、微创手术腋窝下顶泌汗腺剥离等手术处理。严重者还可行胸腔镜交感神经手术治疗，但是这种手术的不良反应较大，不建议进行。

(2) 非手术处理：包括黄金射频微针、肉毒毒素注射、系统用药、物理疗法等处理。对于不愿意进行手术切除的人来说，以上为损害小的治疗措施，另外黄金射频微针是今后治疗的一个重要方向。

（二）腋臭的黄金射频微针操作

1. 操作区域

实际上严格来说，腋窝部位有 3 个功能性的标志，对腋窝部位的详细观察也是集中在这 3 个方面。

(1) 毛囊分布的范围：这是腋窝脱毛需要关注的，一般集中在腋窝中央最为凹陷的部位，其面积也最小。

(2) 外泌汗腺分布的范围：这是腋下多汗处理需要关注的，可以通过碘淀粉试验来确定其范围，这样明确标注之后，可以有效进行肉毒毒素局部注射。

(3) 顶泌汗腺的范围：这是处理腋臭需要关注，肉眼较难具体确定，往往需要扩大范围进行处理。

为了确保治疗效果，进行黄金射频微针处理的范围可以适当向外扩展，甚至可以达到腋前线和腋后线的边缘位置。

2. 操作要点

(1) 敷表面麻醉要求：具体如下。

① 表面麻醉一般涂敷的时间为 40～50min，不建议敷表面麻醉的时间过长，所以在腋臭的黄金射频微针治疗中，一般单侧的治疗时间为 20min 左右。这样可以两侧敷表面麻醉的时间不同，拟先做的一侧比另外一侧早敷 20～30min 为佳。

② 单侧腋窝治疗时，建议全部去除表面麻醉后进行治疗。

③ 敷表面麻醉之前应该画出毛发的边界，一般可以超出腋毛边界 1cm 范围。

(2) 进行肿胀麻醉：具体如下。

① 局部肿胀麻醉可以使用，但是必须注意肿胀麻醉液不能注射太多，否则直接影响黄金射频微针的治疗效果。

② 肿胀麻醉配制方法是，0.9% 氯化钠注射液 250ml+2% 利多卡因 40ml+ 肾上腺素 0.3ml。

(3) 操作要点和注意事项：具体如下。

① 上肢外展屈肘，充分暴露腋窝。需要进行深浅不同层次的治疗。消毒后进行局部肿胀麻醉，等局部麻醉起效之后方可进行治疗。

② 安装腋臭治疗头，半岛三代黄金射频微针功率 20W，脉宽 2000～2500ms，能量 18～22mJ，深度 3.5～5mm。四代仪器则设置温度 70～80 ℃，脉宽 300～400ms，针长 4.5～5.5mm，具体参数根据求美者腋窝部位脂肪厚度及对疼痛的耐受程度确定。

③ 操作者坐于求美者拟治疗部位同侧，左手绷紧皮肤，右手持治疗手柄，加压按压，使针头进入皮肤。贯序进行治疗，每方格四发左右，横竖交叉进行，一般两遍即可。

④ 如治疗局部在发射能量时出现放电样感觉，多为影响皮神经所导致，建议局部回避，把针头长度适当缩短，这样可以减少进一步的神经损伤。

⑤ 单侧第一遍做完之后立即冰敷，冰敷的时候做另一侧的第一遍，两侧交替循

环治疗。对侧按照同样的程序进行治疗，若发现皮肤表皮出现破皮和发白，避开治疗，立即冰敷。

(4) 术后护理：具体如下。

① 完成一侧治疗后，助手即刻用 0.9% 氯化钠注射液进行清洁；涂抹烫伤膏及抗生素软膏，治疗后至少冷敷 30min。

② 对侧同样处理，治疗后简单包扎处理。

③ 术后连续换药 3 天，可以使用消肿药物及抗生素进行处理。

④ 注意术后 1 周、2 周、1 个月、3 个月分别进行随访。

3. 黄金射频微针治疗腋臭的效果及不良反应的相关研究及讨论

(1) 45 例研究：张倩倩等对微针点阵射频治疗腋臭症的临床疗效和安全性进行分析，45 例腋臭患者（参照 Park 和 Shin 分级，2 级共 28 例，3 级共 17 例）采用微针点阵射频治疗仪平台进行 1 次治疗。术后 3 个月随访，治愈 30 例，有效 9 例，无效 6 例，2 级组治愈率 82.1%，3 级组治愈率 41.2%，差异有统计学意义（$P < 0.05$）。术后 6 个月随访，治愈 27 例，有效 11 例，无效 7 例，2 级组治愈率 78.6%，3 级组治愈率 29.4%，差异有统计学意义（$P < 0.05$）。

对复发患者于术后 3 个月进行第 2 次治疗，随访 6 个月未见再次复发。术后没有 1 例患者出现感染、血肿及上肢活动障碍等严重并发症。2 例患者出现散在的表皮点状烫伤，1 例患者腋下治疗区域可触及数枚黄豆大皮下硬结，2 例患者出现轻微的单侧上肢麻木，1～3 个月后自然消失。

该研究认为，黄金微针点阵射频是一种安全、有效的治疗腋臭症的新方法，适用于轻中度腋臭患者。单次治疗存在复发的可能，所以可能需要多次治疗，而对于重度（3 级）腋臭患者建议选择手术治疗。

(2) 45 例观察：蒋艳等对黄金射频微针治疗腋臭进行观察，求美者 2 级 25 例，3 级 20 例。治愈 30 例，有效 10 例，无效 5 例。2 级治愈率 84%，3 级治愈率 45%。

术后 2 例出现皮肤小面积局灶性坏死，经过切除缝合治愈；8 例出现少量皮肤点状溃疡，换药后逐渐愈合；3 例出现单侧腋窝及手臂皮肤麻木，但不影响正常活动，逐渐自行恢复。

(3) 讨论：具体如下。

① 早期探索黄金微针点阵射频出现皮肤坏死及溃疡，可能是由于针体刺入深度不够、局部治疗密度过高、热量在局部过分蓄积导致。随着治疗经验的提升及仪器的升级换代，这部分问题逐渐减少。

②针体深度及射频发射的损伤可能导致腋窝下部皮神经受损，导致局部出现麻木等异常感觉，而且异常感觉会持续一段时间。一旦出现，可以积极进行营养神经的处理，并且使用红光等抗炎修复的物理治疗措施。

③需要充分告知求美者，黄金射频微针治疗腋臭需要进行多次，不是单次治疗就可以解决问题，不愿意接受手术切除治疗的人可以将其作为选择。

二、黄金射频微针治疗腋臭的联合治疗

（一）肉毒毒素腋部注射

因为肉毒毒素可以抑制汗腺分泌，对顶泌汗腺和外泌汗腺都有作用，所以其可以用于腋窝部位腋下多汗及腋臭的治疗。

1. 适应证

(1) 进入青春期，但是年龄小于 18 岁，尚未发育完全的腋臭患者。

(2) 年轻未婚的不想遗留瘢痕的患者。

(3) 腋下出汗较多的轻度及中度腋臭患者。

(4) 已经进行顶泌汗腺微创手术，但周围有复发的人群。

2. 注射方法及注意事项

(1) 注射方法：具体如下。

①如果有条件，可以提前进行碘淀粉试验，明确局部出汗比较多的区域。然后在此基础上确定注射范围，设计并标记腋窝注射点。但是大部分临床工作者为了便捷性，通常直接进行局部范围内不分区注射（图 10-1）。

②术区多采用表面麻醉，适当时间后去除表面麻醉。

③注射部位及周围皮肤消毒。

④将适量肉毒毒素注射到腋窝标记部位。治疗采用小量多点的方法，每侧注射量为 25～50U。

⑤局部涂抹抗生素软膏即可，不需要额外包扎。

(2) 注意事项：具体如下。

①注射前 2 周内勿服用含有阿司匹林的药物，因为阿司匹林会使血小板凝固功能降低。

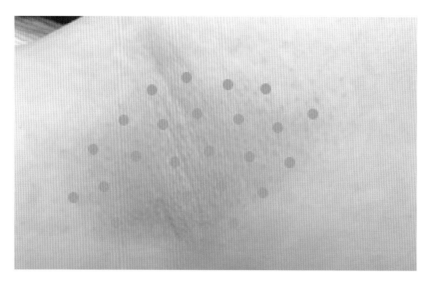

▲ 图 10-1　肉毒毒素治疗腋臭的范围及治疗标记

② 患有高血压和糖尿病的患者，应该在初诊时向医生告知病情，以便应诊医生确认手术和处理方案。

③ 注射后 4h 内不要做局部按摩，以免药物扩散。

3. 肉毒毒素和黄金射频微针的协同

(1) 疗程设置：具体如下。

① 先进行黄金射频微针的处理。

② 一般 2 周之后，可以进行肉毒毒素局部注射处理。

③ 如果需要 2～3 次黄金射频微针治疗，建议先完成黄金射频微针的治疗，随后注射肉毒毒素，否则注射之后进行黄金射频微针处理，局部释放热量会在一定程度影响肉毒毒素治疗效果。

(2) 操作要点：具体如下。

① 黄金射频微针和肉毒毒素的范围存在差别，一般来说肉毒毒素可以适当扩大范围，但是黄金射频微针不宜扩大太多（图 10-2）。

② 肉毒毒素注射不宜过浅，1.5～4mm 针头注射比较合适，这样可以避免损伤较深。

（二）微创手术

1. 适应证

(1) 重度腋臭求美者。

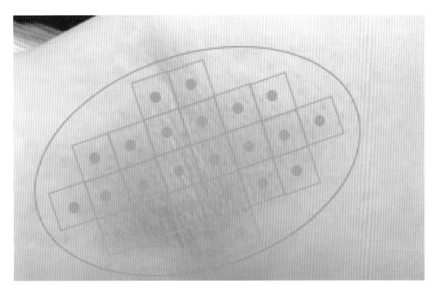

▲ 图 10-2　肉毒毒素及黄金射频微针联合治疗腋臭的范围示意图

蓝色圆点表示肉毒毒素注射点，蓝色方框表示黄金微针治疗位置，红色圈表示黄金微针扩大治疗范围

(2) 可接受轻微瘢痕存在者。

2. 微创手术和黄金射频微针结合

(1) 腋臭微创手术之后，局部也可能出现复发，主要是由于新增生的顶泌汗腺腺体集中在原处理局部的外周，此时可以对原处理局部的外周进行黄金射频微针的有效处理。

(2) 中央部位在损伤性手术后可以按照瘢痕进行处理。

(3) 外周部位处理，针头深度和能量不宜过深过高。

(4) 可以外周注射肉毒毒素综合处理。

（陈晋广）

参考文献

[1] 金超杰, 陈垒垒, 张兴群, 等. 射频微针技术微创介入治疗腋臭 31 例 [J]. 中华整形外科杂志, 2018(6): 480–483.

[2] 李菊妹, 刘小舒, 王屋金, 等. 腋臭手术范围与疗效相关性的初步探讨 [J]. 中华整形外科杂志, 2005, (3):239–240.

[3] Pourazizi Mohsen, Abtahi–Naeini Bahareh, Naeini FarahnazFatemi, et al.Treatment of primary axillary hyperhidrosis by fractional microneedle radiofrequency: Is it still effective after long–term

follow-up?[J].Indian Journal of Dermatology, 2016, 61(2).234.

[4] Johnson JE, O'Shaughnessy KF, Kim S. Microwave thermolysis of sweat glandsMicrowave thermolysis of sweat glands[J].Lasers in Surgery & Medicine, 2012, 44(1).

[5] Farahnaz Fatemi Naeini, Ali Saffaei, Mohsen Pourazizi, et al. Histopathological evidence of efficacy of microneedle radiofrequency for treatment of axillary hyperhidrosis.[J].Indian Journal of Dermatology, Venereology & Leprology, 1900:81288-90.

[6] 姚智华 . 射频微针点阵在腋臭治疗中的探讨 [D]. 重庆医科大学 , 2017.

[7] F Fatemi Naeini, Abtahi-Naeini B , Pourazizi M , et al.Fractionated microneedle radiofrequency for treatment of primary axillary hyperhidrosis: A sham control study[J]. Australasian Journal of Dermatology, 2016:279-284.

[8] 张倩倩 , 唐隽 . 微针点阵射频治疗腋臭症的疗效与安全性分析 [J]. 临床皮肤科杂志 , 2019(7):444-447.

[9] Schick Christoph H, Grallath Tanja, Schick Kerstin S, et al. Radiofrequency Thermotherapy for Treating Axillary Hyperhidrosis [J].Dermatologic Surgery, 2016, 42(5).

[10] Nawrocki S, Cha J. The etiology, diagnosis, and management of hyperhidrosis: A comprehensive review: Therapeutic options[J]. J Am Acad Dermatol, 2019, 81(3):669-680.

[11] Lin L, Huo R, Bi J, et al. Fractional microneedling radiofrequency treatment for axillary osmidrosis: A minimally invasive procedure[J]. J Cosmet Dermatol, 2019, 18(1):115-120.

[12] Rummaneethorn P, Chalermchai T. A comparative study between intradermal botulinum toxin A and fractional microneedle radiofrequency (FMR) for the treatment of primary axillary hyperhidrosis[J]. Lasers Med Sci, 2020, 35(5):1179-1184.

第 11 章　黄金射频微针治疗妊娠纹、膨胀纹及颈纹

一、黄金射频微针治疗妊娠纹及膨胀纹操作要点

（一）膨胀纹定义及形成原因

1. 膨胀纹

膨胀纹又称萎缩纹，是特定部位的皮肤出现原发性条纹状萎缩，一般无自觉症状，有些在初发的早期阶段会有局部瘙痒等不适表现。

膨胀纹主要是由各种原因造成的局部皮肤组织迅速膨胀，导致局部胶原纤维等组织被牵拉断裂等出现的临床表现，后期可以出现局部萎缩的表现。膨胀纹的发生部位不一，名称也会有习惯上的差别。此外根据不同情况膨胀纹也可发生于不同部位。因妊娠期间子宫迅速增大而导致腹部皮肤被牵拉而发生的膨胀纹称为妊娠纹。

(1) 妊娠纹主要发生于腹部；妊娠及哺乳阶段，可能由于乳房增大而出现位于乳房部位的膨胀纹。

(2) 青春期身高及体重迅速增加阶段发生的膨胀纹，常发生于股内侧、股外侧髋关节局部皮肤，以及臀部、后腰部。

(3) 由于服用皮质类固醇激素而发生的，则见于股内侧和腹股沟等皱褶处。由于向心性肥胖等因素导致的可在躯干部位出现。

(4) 由于隆胸手术、丰臀手术等，牵拉局部皮肤，会导致局部组织膨出明显。

2. 膨胀纹形成的原因

(1) 妊娠的中晚期、过度肥胖、青春期身高体重快速发育的人群，由于腹部、肌肉、骨骼在短期内生长速度过快，过度膨大，导致皮肤弹性纤维发生断裂，肌肉间也发生不同程度的分离，于是腹部、四肢的皮肤上出现了粉红色或紫红色的不规则纵行裂纹。这些因素中，皮肤受到牵伸或者局部外伤是影响皮损分布及走行的主要诱因。

(2) 虽然在妊娠结束后，体重、身高趋于一个稳定发展期后逐渐得以修复，但是断裂的弹性纤维很难恢复到以前的状态。

(3) 本病发生过程中，肾上腺糖皮质激素的过多分泌有重要影响。糖皮质激素能够抑制成纤维细胞功能，并能够分解弹性纤维，使之变性。

3. 临床表现

早期多为暗红色或紫红色的条纹，外观可以出现波浪状。初期略微隆起升高，然后出现色素脱失、萎缩，稳定后呈现出一种苍白色的皮损外观，表面平滑可能有细微皱纹出现。

4. 发生率

妊娠女性膨胀纹的发生率为43%～88%。由于身高或者体重短期内生长导致膨胀纹者，在10—16岁的青年期女性约为70.0%，而12—20岁的青年期男性约为40.0%。不肥胖的青少年中，女生可以有35%的发生率，男生可以有15%的发生率。发生膨胀纹的青春期人群更容易患痤疮，而且其痤疮的程度往往更为严重。

5. 病理改变

在此阐述病理改变的主要目的是深入理解膨胀纹的发病机制，并提供治疗上的指导。

表皮萎缩，真皮胶原纤维变性、分离，网状层弹性纤维减少，可以卷曲并且呈团块状。早期阶段可见血管周围淋巴细胞浸润，毛细血管扩张；后期血管周围炎症明显减弱。陈旧性损害中可见和皮肤表面平行的胶原束，但是此区域下方无弹性纤维残留。

6. 膨胀纹的治疗需要

(1) 在女性穿短裙时，下肢部位膨胀纹暴露，影响个人美观。

(2) 腹部妊娠纹直接影响女性穿露脐装、泳装。

7. 妊娠纹描述

(1) 妊娠纹的危险因素主要包括年龄、妊娠期体重增加、体重指数的变化、宫高、腹围增加的速度、家族史等，最为核心的是妊娠期腹围增加的速度。

(2) 在出现妊娠纹早期，胶原蛋白束散开分部，表现为无规则的不成束的胶原纤维，弹力纤维混乱且细短，缺少正常弹性纤维的原纤维蛋白 -2、腓骨蛋白 -1 等，故而没有正常弹力纤维的功能。这种膨胀导致的弹性减弱，以及弹性纤维的缺失，叠加起来导致局部皮肤松弛。

(3) 妊娠期糖皮质激素受体表达量增加，糖皮质激素导致成纤维细胞活性受到抑制，弹性纤维和胶原纤维合成减少，可能会阻滞真皮层内的有效修复。

8. 妊娠纹的临床分型（M.A Adatto）

见表 11-1 和图 3-7。

表 11-1　妊娠纹的临床分型

分　型	临床表现
I	新出现，青紫色条纹，有炎症反应
II a	白色，浅纹，无波浪状，皮肤表面无可以触及的凹陷
II b	白色，浅纹，无波浪状，但皮肤表面伴有可以触及的凹陷
III a	白色，萎缩的条纹，波浪状＜ 1cm 的宽度，不伴有深度珍珠光泽
III b	白色，萎缩的条纹，波浪状＜ 1cm 的宽度，伴有深度珍珠光泽
IV	白色，萎缩的条纹，波浪状＞ 1cm 的宽度，伴或者不伴有深度珍珠光泽

（二）膨胀纹的黄金射频微针治疗

黄金射频微针的人为创伤能够启动皮肤自身组织的修复和再生功能，这由热量刺激胶原纤维收缩，从而达到即刻紧致的效果。对妊娠纹来说，局部由于纤维被拉断导致真皮内局部疏松的缝隙出现，这种收缩具有明显的改善意义，能让局部直接收缩变窄。同时，改善微循环的真皮层胶原蛋白合成加快，组织排列紧致，不仅增加皮肤弹性，还可对各种膨胀纹产生一定的治疗效果。所以黄金射频微针适合 II、III、IV 型的各种妊娠纹及其他部位的膨胀纹治疗。

1. 治疗方法

(1) 术前准备：常规清洁面部，标准相机拍照、VISIA 或者以色美科等皮肤影像分析仪进行拍摄；用 5% 复方利多卡因乳膏涂抹患处，外敷保鲜膜 40～50min；常规络活碘消毒 3 遍，0.9% 生理盐水脱碘 3 遍，也可以使用其他消毒剂。

(2) 治疗参数：根据皮肤状况、部位选择参数，能量 8～12W，脉宽 200～600ms，深度 1.5～3mm。部分可以使用高功率低脉宽进行，有负压治疗头可以减少手柄下压力度。

(3) 治疗反应：皮肤发红，继之出现丘疹样反应（图 11-1）。

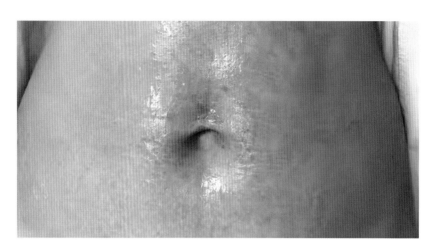

▲ 图 11-1　黄金射频微针治疗妊娠纹的终点反应

(4) 术后护理：术后即刻外涂修复产品，外敷无菌修复凝胶产品 40～60min，可以术后连续使用 3 天，随后清洁及修复治疗；红光照射，每日 1 次；修复产品每 2～4 小时使用 1 次。术后 24h 内生理盐水可以拭擦局部，72h 后每日加喷保湿调理喷雾 3 次；局部建议使用修复乳膏或者修复霜，也可以使用含有积雪苷等成分的产品。

腹部膨胀纹治疗后，常规建议术后恢复期间能够尽量使用腹带，减少局部张力，特别是比 Ⅱ b 型更为严重的部分人群。

2. 治疗方案及标准

(1) 具体方案：具体如下。

① 根据病情及患者需求每个疗程选择 5～6 次，每次间隔 1 个月或更久。

② 一般 Ⅰ 型可以进行点阵激光或者黄金射频微针治疗，频次为 1～2 次即可。

③ Ⅱ a 型 3 次左右的疗程即可满足需要。

④ Ⅱ b 及以上需要超过 5 次的疗程，更为严重者需要多达 10 次以上的治疗，甚至需要联合填充剂、美塑疗法等治疗措施。

(2) 治疗标准：具体如下。

① 膨胀纹颜色改善，整体面积和范围减少。

② 膨胀纹治疗中，一般不太容易出现分级表现的整体改善，也就是治疗后出现皮损严重级别的降低。因为皮损的范围普遍偏大，且有凹陷存在，所以通过求美者自己感觉和医生评判皮损外观是否改变，为最主要的考量因素（图 11-2）。

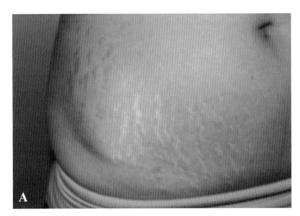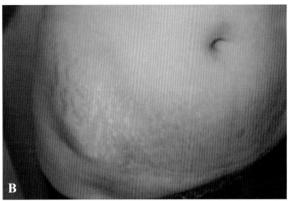

▲ 图 11-2　黄金射频微针治疗妊娠纹的临床效果

A. 第一次黄金微针治疗前（2015-01-28）；B. 第二次黄金微针治疗术后 10 天（2015-03-08）

二、黄金射频微针联合治疗妊娠纹及膨胀纹

（一）膨胀纹的联合治疗手段

1. 激光类方法

（1）点阵激光类：主要针对膨胀纹的质地部分，能够促进凹陷局部的改善。

① 二氧化碳点阵激光、2940nm 铒点阵激光等。

② 1440nm、1540nm、1565nm、1550nm 非剥脱性点阵激光。

（2）射频收紧类仪器：具体如下。

① 普通射频须进行规范的射频疗程，这样有助于局部收紧及改善。

② 热玛吉，有专用的热玛吉腹部治疗头，治疗面积更大，也有一定的收缩紧致效果。

2. 美塑疗法及其他

（1）美塑疗法：具体如下。

① 水光注射。水光注射腹部皮肤有助于改善妊娠纹，但是临床上腹部进行水光

机打水光的案例比较少，可以对一些有需要的人群进行水光的处理。

② 微针疗法。通过微针局部处理，配合导入相应的修复类产品，有助于妊娠纹部位的生长及修复。

(2) 美塑挑皮穿刺注射：具体如下。

透明质酸类产品，含有透明质酸成分，填充膨胀纹中央凹陷局部。

① 胶原产品注射。如果此类产品是三类医疗机械证，可以直接进行注射，作为部分填充剂发挥填充凹陷的作用，同时补充局部胶原含量的降低，对局部皮肤的维养有积极意义。

② 妊娠纹套装的处理。有厂家推出的美塑产品，可以进行微针治疗之后的局部涂抹。

(3) 线雕：小的 PPDO 线或 PCL 线可以直接刺入并放置在局部，这样就能整体收紧局部皮肤，刺激胶原产生。沿着凹陷纵向走行的小线，有一定的填充和刺激增生的作用；而和凹陷横向垂直的线，则可以出现一定的收紧效应。通过布线，能辅助缩窄凹陷的表现，此外对腰腹部位的轮廓线也有明显的改善作用。

（二）膨胀纹的联合治疗疗程设置

1. 陈旧性膨胀纹（不包含妊娠纹）

(1) 点阵激光或者黄金微针，3～6 次，每月 1 次。

(2) 治疗后采用含有积雪苷和蓝铜胜肽的修复产品，促进局部修复。

2. 新发性膨胀纹（不包含妊娠纹）

(1) 日常使用含积雪苷的产品和多磺酸黏多糖等。

(2) 在营养学专家的建议下，积极控制体重增长速度。

(3) 局部光子处理 1～3 次即可。

3. 陈旧性妊娠纹

(1) 治疗后，在修复阶段和 2 次治疗间隔期间，可以日常使用含积雪苷的产品和多磺酸黏多糖等。

(2) 如果有再次妊娠的需要，建议暂时不进行处理。

(3) Ⅰ级和Ⅱa级的一般疗程，首先进行黄金射频微针 1 次，术后 1 周注射填充产品；1～1.5 个月后进行第 2 次黄金射频微针及注射填充产品；一般选择 3 次左右的治疗。

(4) Ⅱa级以上出现凹陷者，首先进行黄金射频微针 3 次，术后 1 周注射填充产品;1～1.5个月后进行第2次黄金射频微针及注射填充产品;一般选择6～10次治疗。这个阶段可以穿插进行微针美塑及光子、二氧化碳点阵激光等进行处理。

(5) 特别严重者,先进行黄金射频微针3次,术后1周注射填充产品;可以配合小PPDO线进行收紧处理等措施。

4. 新发生妊娠纹

(1) 日常使用某些具有抗氧化作用的安全成分,能口服为佳,如维生素E或者维生素C等。其余能使用的成分需要仔细斟酌。

(2) 在妇产科专家和营养学专家的建议下,积极控制体重增长速度。

(3) 可以在妊娠前适当进行增胖,给局部一定的牵拉储备。

(三) 膨胀纹的联合治疗注意事项

1. 注射

(1) 美塑产品:具体如下。

① 妊娠纹套装等为代表,如果不再进行妊娠,可以放心进行处理。如果后期还有妊娠的必要,建议暂时不处理。

② 注射略深为佳,一般3次为1个小疗程,总体治疗时间需要0.5～1年。

③ 如果注射,需要注意首次注射的深度要适当,而且总量不宜过多;在进行第2次和第3次治疗时,需要控制总量,一般每次减量约一半;在进行第3次或者第4次注射时,如果总体积已经不能再减少,建议使用1:3或更高的稀释浓度进行。

(2) 填充类产品:具体如下。

① 采用退针给药、部分剥离的思路进行治疗,部分可以用更粗的针刀或针头进行局部剥离。

② 填充剂注射时,一般建议适当略深,避免过浅注射,这样能够避免串珠样隆起的出现。如果凹陷特别明显,可以按照分层填充的思路进行处理。

2. 黄金射频微针及点阵

(1) 黄金射频微针:具体如下。

① 所有出现膨胀纹的部位,包括腹部在内都可以使用黄金射频微针;治疗范围需要超过肉眼可见膨胀纹部位,一般需要超出边界1～2cm。

② 对于凹陷的局部,可以考虑进行深度和能量的分层次、多遍数治疗。

③ 注意治疗时适当加压,或者使用含有负压吸引的治疗头,避免局部出现针眼样烫伤反应。

④ 在部分腹部妊娠纹处理中，由于有横向剖腹产瘢痕存在，这会导致在瘢痕上方组织松弛较多，严重的人群甚至会下垂超过瘢痕，严重影响美观。此时瘢痕可以按照进行点阵及黄金射频微针的常规处理，但是其上方的松垂组织可以采用分层处理的方法进行。

(2) 点阵激光：具体如下。

① 治疗范围超过膨胀纹，通常需要 0.5～1cm。

② 可以按照高能量低密度的原则，需要多次治疗。一般来说，由于不考虑恢复色素的问题，所以不追求高密度处理。

三、黄金射频微针治疗颈纹操作要点

（一）颈纹的概述

1. 颈纹的定义

(1) 颈纹是指发生在颈部及项部的皱纹。一般来说，颈部是指颈部前方，项部属于颈部后方。这两个部位发生的皱纹全部称为颈纹，因为实在没有必要再多出一个称为项纹的专业词汇。

(2) 部分人群在胸部和颈部交界部位出现条状凹陷皱纹，也可以称为颈纹。

(3) 部分人群在上胸部锁骨下方，随着胸骨的上下缘逐渐出现皱纹的表现。按照临床诊断的部位要求，应该被称为胸纹。但是从临床的实用性角度来说，这其实还是可以归入颈纹的范畴，因为如果接受处理，一般都是和颈纹一起进行处理。

2. 颈纹产生的原因

(1) 肥胖及局部脂肪堆积：相对肥胖的人群，其颈部脂肪堆积在颏部和颈部，其间可能有纤维条索间隔，这会导致颈纹形成并逐渐加重。婴幼儿在相对肥胖阶段时，颈纹会比较明显。成人中颈部颈纹之间的组织局部脂肪可能比较疏松，膨隆感明显。

(2) 日光暴露的影响：颈部及项部皮肤实际上属于暴露部位。大部分人对面部防晒会给予一定重视，但是并不重视颈部防晒。这主要体现在部分颈部前部、上胸部的 V 区范围内，以及项部衣领遮盖部位的上方，对于日光基本上防御不足，长期受到紫外线或红外线照射，这会让颈部皮肤光老化明显，出现松弛干燥，甚至产生色素沉着和明显的毛细血管扩张，伴随明显凹陷加重的纹状表现。

(3) 颈部的特殊性：颈部皮肤的厚度只有面部皮肤厚度的 2/3，此外皮脂腺和汗腺数量也只有面部的 1/3，耐受程度比身体其余较厚皮肤部位更差。此外，部分人在接受甲状腺手术治疗后可能出现横纹走行的瘢痕，也可能会和颈纹外观有所重叠，加重了颈纹的表现。

(4) 皮肤自然松弛衰老：颈部皮肤会随着年龄的增加而逐渐衰老；此外，由于颈阔肌的活动作用，颈部皮肤处于相对被牵拉的状态，也会增加衰老的可能。

(5) 不良姿势的作用：表现如下。

① 办公室人群、经常看电脑和手机的人群会因为长期重复的低头动作，使颈部肌肉和脂肪长期受到挤压，形成或加重其反折结构，从而导致皮肤松弛下垂，加速颈纹出现。

② 部分女性双侧斜方肌力量不均匀，颈椎曲度和胸椎甚至可能有歪曲倾斜的表现，双侧胸锁乳突肌存在张力差异等，均在一定程度加重颈部皱纹，或者导致皱纹的双侧深浅不同，有时出现颈纹双侧条数不同，颈纹的深度也有差别。

③ 颈椎曲度前凸，造成项背部交界张力加大，加重项部皱纹形成。此外，项背部交界组织蓬出（富贵包）可以因为局部隆起的掩盖因素，暂时导致皱纹不明显，而处理富贵包之后，局部张力减少，可能导致项部皱纹的出现。

（二）颈纹的分级及探讨

一般把颈纹按照严重程度分级。需要强调的是，这在站立平视状态下观察颈部皮肤才能看到。

1. 具体的分级标准（图 3-6）

(1) 0 级：皮肤细腻光滑，没有皱纹。

(2) 1 级：无肉眼可见的明显皱纹，只有线段状的连续皮肤纹线。

(3) 2 级（轻度）：有浅皱褶，清晰可见。

(4) 3 级（中度）：比较深的皱褶，颈纹清晰，伸展时折纹消失。

(5) 4 级（重度）：非常长且深的皱褶，折纹显著。

(6) 5 级（非常严重）：皱纹极深极长，且有垂坠状的褶皱出现。

2. 颈纹的延伸范围

(1) 常规颈纹在前方，比较长和深的颈纹可以延伸到侧面的前部。

(2) 部分人在扭头转动颈部时，颈纹可以延伸到侧面后方，甚至延伸到项部。

(3) 低头收下颌时，下颌下往往会出现轻微的细纹，这在平时直立时不明显。

(4) 部分人群会由于肋骨及肋间肌肉的持续作用，在上胸部部位出现沿胸骨走行的凹陷纹路，此时应该命名为胸纹，但是在临床实践中，其往往会和颈纹合并在一起受到关注，所以诊断也可以叫颈纹合并上胸纹。

（三）黄金射频微针治疗颈纹

1. 治疗方法

(1) 术前准备：常规清洁面部，标准相机拍照、VISIA 或以色美科等皮肤影像分析仪拍照；用 5% 复方利多卡因乳膏涂抹颈部患处，外敷保鲜膜 40～50min；为了减少表面麻醉封包时间，可以采用半岛等离子局部处理 2～3 次，随后行封包，可以显著缩短表面麻醉的封包时间；常规络活碘消毒 2～3 次，0.9% 生理盐水脱碘 2～3 次。也可以使用其他消毒剂进行处理。

(2) 治疗参数：根据皮肤状况、部位选择参数，能量 6～8W，脉宽 300～500ms，深度 1.2～1.8mm。

(3) 治疗反应：皮肤发红，继而发生丘疹样反应。

(4) 术后护理：术后即刻外涂修复产品；术后连续 3 天，继续修复治疗，红光照射，每日 1 次；修复产品 2～4h 使用 1 次，修复面膜每日早晚各 1 次；72h 后每日加喷保湿调理喷雾 3 次；1 周内避免使用彩妆品，注意防晒。

2. 治疗方案

(1) 根据病情及患者需求选择每个疗程 5～6 次，每次间隔 1 个月。

(2) 治疗标准为局部纹颜色改善，整体面积和范围减少。

3. 操作注意事项

(1) 黄金射频微针治疗颈纹时，应该适当扩大范围，即尽可能进行处理下颌缘下方到颈部和胸部交界范围内的部分皮肤。这样就可能发挥提升紧致的效果，从而使颈纹严重程度减少。

(2) 治疗前需要常规询问有无甲状腺疾病病史，建议触摸甲状腺位置，明确有无肿大。需要在治疗时尽可能避开甲状腺范围。不建议进行甲状腺范围内皮肤表面的射频处理。

(3) 如果要处理甲状腺体表投影上的皮肤，可以关掉射频，仅仅使用微针部分来处理，而且此时需要进针更浅。

(4) 颈纹凹陷处和凹陷中央的突出部位需要分别施加不同的力度，确保针头进入特定的深度。

(5) 由于颈纹凹陷皱褶的部分皮肤长期被皱褶阻挡紫外线及外界刺激因素，故而其颜色相对周围来说更白皙。当治疗后凹陷中央隆起，外周则会出现色素反差的表现。此时可以考虑联合其他治疗手段，进行综合性处理。处理的目的有二，一是针对凹陷进行进一步改善，二是考虑色差的减小和改变（图 11-3）。

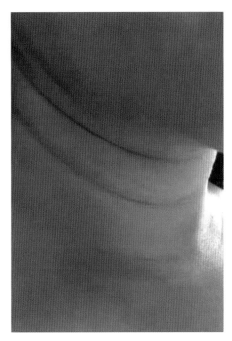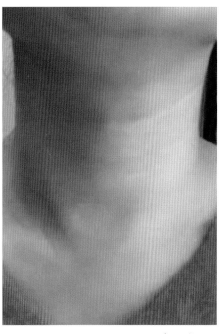

▲ 图 11-3　黄金射频微针治疗颈纹疗效

四、黄金射频微针联合颈纹治疗

（一）颈纹的联合治疗手段

1. 激光类方法

(1) 点阵激光类：主要针对颈纹的质地部分，辅助凹陷局部改善。要求治疗范围不要局限在凹陷，应该适当超出凹陷的颈纹范围。

① 点阵激光，如二氧化碳点阵激光、2940nm 铒点阵激光等。

② 1440nm、1540nm、1565nm、1550nm、1927nm 非剥脱性点阵激光。

③ 超皮秒激光也可以考虑联合治疗，在局部发挥其嫩肤作用。

(2) 色素类激光光子：具体如下。

① 光子嫩肤，有助于消除颈纹和周围组织的色差。

② 调 Q 激光，主要针对原凹陷局部外周的色素，通过治疗改善局部色素。

2. 美塑疗法及其他

(1) 美塑疗法：具体如下。

① 水光注射，通过水光注射颈部皮肤，达到保养颈部皮肤的效果，整体上辅助改善颈部衰老的外观。

② 微针疗法，辅助颈纹部位的生长，以及促进整个颈部皮肤质地改善、色泽均匀等表现。可以在局部颈纹填充后，使用微针整体进行处理。

(2) 美塑挑皮穿刺注射：可供选择的产品和方法比较普遍。

① 复配透明质酸注射液，如嗨体注射。这是目前国内市场上可以获批注射颈纹的有证产品，包含透明质酸和肌肽成分，可以对颈纹进行有效改善。此外，也有一些部分交联的产品。

② 胶原产品注射。这些胶原类产品有械字号证，如果是三类证则可以直接进行注射，作为填充剂发挥填充凹陷的作用。最近此类产品有显著增多的趋势，不同厂家分别有相应的产品，医生根据自己的理解和实际需要进行选择即可。一般不推荐在同一时间段内注射不同厂家的产品。

③ 颈纹套装的处理。这在早期产品没有规范时便存在，尽管说明书上阐述的是外用，但是也有人员直接将产品注射进入颈纹局部。这一类产品往往含有生长因子等成分，确实能促进颈纹的改善；但是如果把控不足，则可能造成生长过度，导致原来凹陷的局部出现串珠状增生反应，使其看起来比较膨出。随着规范外用处理，造成过度生长的情况已经逐渐少见。

④ 交联透明质酸填充。针对凹陷局部，使用合理的量进行填充，可以明显改善凹陷局部的外观，使其平整。

(3) A 型肉毒毒素注射：具体如下。

① A 型肉毒毒素颈阔肌多点注射，能够减轻颈阔肌张力，缓解颈纹的形成和出现。

② 需要注意，A 型肉毒毒素局部注射能够减少皮脂腺和汗腺分泌，所以注射后皮脂分泌减少，导致颈部皮肤相对缺乏滋润，需要加强保湿效果。

③ 颈前部注射时，必须注意注射入颈阔肌条索中，避免注射局部过多、量过大，避免喉部注射密集，减少对喉部肌肉影响的可能，进行安全有效的处理。

（二）颈纹的联合治疗疗程设置

1. 轻度颈纹

(1) 日常使用颈部护肤产品，某些居家使用的颈部射频仪也可以考虑，同时需要配合使用防晒产品。

(2) 可以不需要处理，如果求美者有改善和预防颈纹加重的需要，可以进行 3 次黄金射频微针疗程，间隔 1～1.5 个月为宜。

(4) 根据颈阔肌张力情况，确定肉毒毒素使用与否，选择黄金射频微针 3 次疗程 +A 型肉毒毒素 2 次疗程。可以选择第 1 次黄金射频微针之后注射肉毒毒素，下次治疗时肉毒毒素作用已经充分发挥出来。第 3 次黄金射频微针之后，可以再次进行肉毒毒素注射，以维持疗效。

2. 中度颈纹

(1) 日常使用颈部护肤产品，配合防晒产品。

(2) 黄金射频微针的 3 次疗程，每次间隔 1～1.5 个月为宜。

(3) 根据颈阔肌张力情况，确定肉毒毒素使用与否，选择黄金射频微针 3 次疗程 +A 型肉毒毒素 2 次疗程。

(4) 复配透明质酸注射液，如嗨体或者其余填充产品，3 次疗程。

(5) 一般疗程，首先进行 1 次黄金射频微针，术后 1 周注射填充产品及肉毒毒素；1～1.5 个月后进行第 2 次黄金射频微针及注射填充产品；完成 3 次之后，皮损能够改善。此时可以考虑到外在颜色的反差部分，可以使用微针美塑及光子等处理。如果出现明显色差，可以合理调整治疗周期，采用二氧化碳点阵激光等进行处理，促进色素形成。

3. 重度颈纹

(1) 绝大部分处理措施和中度相同。

(2) 侧重对颈纹之间皮肤脂肪的处理，射频等可以持续进行。

(3) 注射范围需要根据颈纹的走行确定，此外需要在注射时让求美者做扭头和收下颌的动作，准确判定范围。

(4) 首先进行黄金射频微针 1 次，术后 1 周注射填充产品及肉毒毒素；1～1.5 个月后进行第 2 次黄金射频微针及注射填充产品；完成 3 次之后，皮损能够改善。此时可以考虑到外在颜色的反差部分，可以使用微针美塑及光子、二氧化碳点阵激光等进行处理。

（三）颈纹的联合治疗注意事项

1. 注射

(1) A 型肉毒毒素：具体如下。

① 颈阔肌放松，扩展注射范围。

② 喉部中央注射时必须注射入颈阔肌条索，如不能确定深度，建议皮内注射，控制单点注射量，避免影响喉头肌肉。

③ 总量必须控制，建议不超过 20U。

(2) 填充类产品：具体如下。

① 复配透明质酸类产品，如嗨体等，注射时为了增加疗效，可以采用退针给药、部分剥离的思路进行。

② 填充剂注射，一般建议适当略深，避免过浅注射，这样能够避免串珠样隆起的出现（图 11-4）。

③ 其余一些颈纹相关产品，如果注射，需要注意首次注射时适当深度，而且总量不宜过多；第 2 次和第 3 次治疗时，需要控制总量，一般每次约减量一半；第 3 次或者第 4 次注射时，如果总体积已经不能再减少的话，建议使用 1∶3 或者更高的浓度进行稀释。

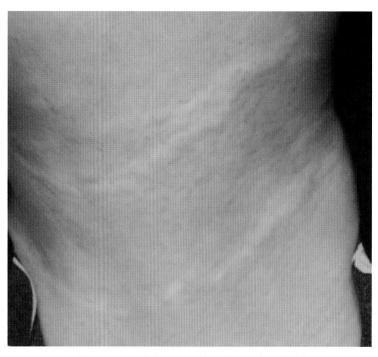

▲ 图 11-4　填充剂治疗颈纹后出现的串珠样隆起

④ 可以联合使用 PRP 产品进行处理，同样可以获得一定的效果。

2. 黄金射频微针及点阵

(1) 黄金射频微针：具体如下。

① 整个颈部治疗。

② 对于凹陷的局部，可以正常参数进行；对于隆起的颈纹中间组织，可以考虑进行深度和能量的分层次，此时追求的是脂肪组织的紧致。

③ 注意能量不能高，避免局部出现针眼样烫伤反应。

(2) 点阵激光及皮秒：具体如下。

① 范围超过颈纹，通常需要 0.5～1cm。

② 遵循高能量低密度的原则。为了改善颈纹范围内色差，在临床经验足够、求美者沟通配合且知情同意的情况下，可以考虑高密度高能量，以追求少许色素沉着的效果。

③ 可以优先选择非剥脱性点阵激光，也可以尝试使用皮秒激光进行处理。

（周艳伟）

参考文献

[1] Kim MA, Jung YC, Kim EJ. Evaluation of anisotropic properties of striae distensae with regard to skin surface texture and viscoelasticity[J]. Skin Res Technol, 2020, 26(2):220–225.

[2] Niculet E, Bobeica C, Tatu AL. Glucocorticoid–Induced Skin Atrophy: The Old and the New[J]. Clin Cosmet Investig Dermatol, 2020, 13:1041–1050.

[3] Elsedfy H. Striae distensae in adolescents: A mini review[J]. Acta Biomed, 2020, 91(1):176–181.

[4] Serdar ZA, Tatlıparmak A. Comparison of efficacy and safety of fractional radiofrequency and fractional Er:YAG laser in facial and neck wrinkles: Six–year experience with 333 patients[J]. Dermatol Ther, 2019, 32(5):e13054.

[5] González N, Goldberg DJ. Update on the Treatment of Scars[J]. J Drugs Dermatol, 2019, 18(6):550.

[6] Lokhande AJ, Mysore V. Striae Distensae Treatment Review and Update[J]. Indian Dermatol Online J, 2019, 10(4):380–395.

[7] Al–Muriesh M, Huang CZ, Ye Z, et al. Dermoscopy and VISIA imager evaluations of non–insulated microneedle radiofrequency versus fractional CO_2 laser treatments of striae distensae[J]. J Eur Acad Dermatol Venereol, 2020, 34(8):1859–1866.

[8] Afify AA, Fawzy HM, Ali Al–Rubaiay NH, et al. Fractional microneedling radiofrequency in striae alba: Do growth factors add value? [J]. J Cosmet Dermatol, 2020, ;19(10):2583–2590.

[9] McGuinn KP, Ross NA, Wang JV, et al. Combination Tripeptide/Hexapeptide Serum with 1540 nm Nonablative Fractional Laser for the Treatment of Striae Distensae: A Pilot Study[J]. Skinmed, 2020,

18(6):337–341.

[10] Seong GH, Jin EM, Ryu TU, et al. Fractional Radiofrequency Microneedling Combined With Fractional Carbon Dioxide Laser Treatment for Striae Distensae[J]. Lasers Surg Med, 2021, 53(2):219–226.

[11] Sobhi RM, Mohamed IS, El Sharkawy DA, et al. Comparative study between the efficacy of fractional micro–needle radiofrequency and fractional CO_2 laser in the treatment of striae distensae[J]. Lasers Med Sci, 2019, 34(7):1295–1304.

[12] Alster TS, Li MK. Microneedling Treatment of Striae Distensae in Light and Dark Skin With Long–Term Follow–Up[J]. Dermatol Surg, 2020, 46(4):459–464.

[13] Afify AA, Fawzy HM, Ali Al–Rubaiay NH, et al. Fractional microneedling radiofrequency in striae alba: Do growth factors add value? [J]. J Cosmet Dermatol, 2020, 19(10):2583–2590.

[14] Lu H, Guo J, Hong X, et al. Comparative effectiveness of different therapies for treating striae distensae: A systematic review and network meta–analysis[J]. Medicine (Baltimore), 2020, 99(39):e22256.

[15] Tang Z, Wen S, Liu T, et al. Comparative study of treatment for striae alba stage striae gravidarum: 1565–nm non–ablative fractional laser versus fractional microneedle radiofrequency[J]. Lasers Med Sci, 2021.

[16] Fusano M, Galimberti MG, Bencini M, et al. Picosecond Laser treatment of Striae Distensae: In vivo Evaluation of Results by 3D Analysis, Reflectance Confocal Microscopy, and Patient's Satisfaction[J]. Lasers Surg Med, 2021.

[17] Gad SE, Neinaa YME, Rizk OK, et al. Efficacy of platelet–poor plasma gel in combination with fractional CO_2 laser in striae distensae: A clinical, histological, and immunohistochemical study[J]. J Cosmet Dermatol, 2021.

[18] Seirafianpour F, Sodagar S, Mozafarpoor S, et al. Systematic review of single and combined treatments for different types of striae: a comparison of striae treatments[J]. J Eur Acad Dermatol Venereol, 2021.

[19] Dong X, Zhang M, Jin X. Striae Distensae: In Vitro Study and Assessment of Combined Treatment with Sodium Ascorbate and Platelet–Rich Plasma on Fibroblasts[J]. Aesthetic Plast Surg, 2021.

[20] Borrelli MR, Griffin M, Ngaage LM, et al. Striae Distensae: Scars without Wounds[J]. Plast Reconstr Surg, 2021, 148(1):77–87.

[21] 冯永强, 黄绿萍, 张振, 等. 膨胀纹的光电治疗及进展 [J]. 中国激光医学志, 2018, 025(006): 356–361.

[22] 周莹, 吴贤杰. 萎缩纹的研究和治疗进展 [J]. 中国皮肤性病学杂志, 2018(8):935–939.

[23] 杨昱彦, 肖丽玲, limeng. 颈纹的相关研究及治疗展望 [J]. 中华肥胖与代谢病电子杂志, 2019, 005(001):31–36.

第 12 章　黄金射频微针的治疗范围扩展

在临床使用黄金射频微针的治疗和探索中，笔者和全国多位同行专家一起对该仪器的适用范围进行了充分的探索。对一切常规治疗方法效果不理想，或没有好的临床治疗手段的一些美容问题，黄金射频微针的使用可以获得一定的效果，也在一定程度上提升了求美者的满意度。这样的适应证扩展才显得更有临床实际意义。

一、黄金射频微针治疗富贵包操作要点

（一）富贵包定义

1. 富贵包的医学定义

富贵包是通俗的说法，主要是指个体的项背部皮肤及软组织的局部隆起，形成类似包块样的外观，一般在肥胖人群较易出现。在古代，营养不良的人群不会出现肥胖，所以对肥胖的人来说，这一部位的组织隆起称作富贵包。临床医学中最为准确的定义是，后背上部颈项部和胸部交界处凸出的软组织包块。

2. 富贵包的严重程度分级及描述（图 12-1）

项背部皮肤及软组织局部隆起的范围，个体差异比较大，持续时间也存在一定差别。临床上没有可供参考的分级程度标准，可以粗略按照其累及范围划分。但是对其厚度没有明确的普遍使用的分级，因为厚度受到脂肪组织、脊柱隆起、斜方肌的厚度和张力紧张程度等因素的影响，不能一概而论。

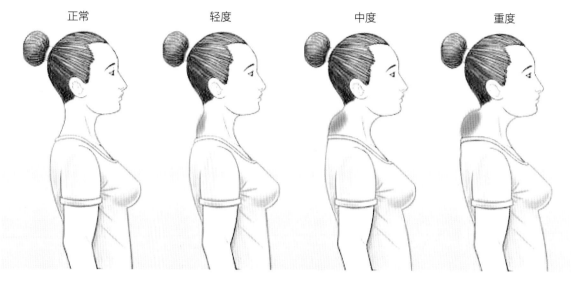

正常　　　　　　　轻度　　　　　　　中度　　　　　　　重度

▲ 图 12-1　富贵包的严重程度分级

(1) 一般是以第七颈椎的棘突为核心，此处首先开始隆起；在长期的生活和工作中，范围逐渐向周围扩大。

(2) 一般最轻累及第七颈椎和第一胸椎处，此时不容易被注意到。

(3) 当扩展到第六颈椎到第三胸椎部分时，此时局部隆起约鸡蛋大小范围。

(4) 如果范围继续扩大，则可能影响包括肩背部位，甚至隆起超过拳头大小或者手掌大小。

3. 富贵包的形成原因

(1) 富贵包的形成与长期低头有很大关系，研究发现，头部每前倾 10°，颈部后侧的张力就会增加 3 倍，张力增加导致局部组织受到比平常更大的压力，压力长期存在，导致局部异常地刺激，逐渐诱发富贵包的出现。

(2) 颈椎正常生理曲度前凸，而胸椎后凸，颈椎及胸椎交界部位，在颈椎过度前凸和胸椎上段后凸时，形成了局部的交界部位骨性凸起，这样影响到附着的肌肉而出现紧张和痉挛，局部肿胀出现，所以，这是富贵包的局部骨性基础。

(3) 双侧斜方肌张力紧张，这种张力紧张加重了局部条索状表现。由于现在社会的工作生活多涉及长期伏案工作，以及需要使用手机等，斜方肌张力紧张是社会的普遍现象。

(4) 肥胖导致局部脂肪组织增厚，加重了富贵包的局部表现，所以临床会针对某些案例采用局部抽脂或溶脂的方法进行处理。

（二）富贵包的临床处理

1. 首先要纠正工作和生活习惯，减少长时间伏案等工作，减少使用手机的时间。

2. 对于斜方肌张力过高的人群，可以考虑使用 A 型肉毒毒素局部斜方肌注射，以缓解斜方肌张力，但是需要注意，头部前伸人群暂时不作为首选；也可以考虑使用针刺斜方肌的方法，即中医针灸治疗，临床上也有不少针灸治疗的报道；此外，传统的中医推拿按摩也可以获得理想的效果。

3. 对局部脂肪堆积比较严重的求美者，选择溶脂、局部抽脂、局部即塑等减少脂肪容积的措施比较理想。

4. 局部可以进行黄金射频微针的处理。

(1) 根据富贵包的范围，进行较长深度的处理，此时，针体深度可以选择 2.0mm 以上，厚度越深，则选择治疗的针体可以越长，部分时候可以深达 2.4mm，甚至达到 3.0mm。此时需要能量参数也可以较大，射频持续时间可以稍加延长。

(2) 其次需要进行分层处理，针体深度可以选择 1.6～2.0mm，一般和初始治疗深度间隔 0.5mm 左右为佳，确保能量的释放达到分层加热的目的。

(3) 可以考虑在黄金射频微针处理后，局部使用具有溶脂作用的美塑产品或者合并针刺治疗等措施，以获得理想的效果（图 12-2 ）。

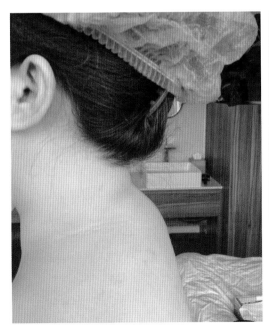
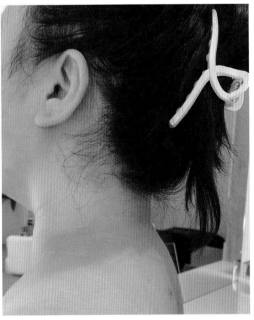

▲ 图 12-2　黄金射频微针治疗富贵包 2 次治疗后临床疗效（图片由韩静提供）
治疗前（左）；治疗后（右）

二、黄金射频微针治疗蝴蝶袖操作要点

（一）蝴蝶袖定义

1. 蝴蝶袖的医学定义

蝴蝶袖是通俗的说法，主要是指个体的上肢内侧下方的组织松弛，随着年纪的增大而逐渐形成和加重。医学命名为"上臂腋窝交界处皮肤松弛"，具体是指大臂和腋窝交界处皮肤，局部组织松弛以适应关节活动需要，表现为皮下脂肪组织较多而且下垂，可以导致双臂展开后，局部外观类似"蝴蝶"状，而被称作"蝴蝶袖"。

蝴蝶袖的组织学内容由外向内包括松弛的皮肤、皮下组织，甚至局部的组织间隙和筋膜等，都有一定程度的体积增大和松弛的表现，但是不涉及太具体的病理学实际表现和改变，这也是需要强调的地方。

2. 蝴蝶袖的严重程度分级及描述（图 12-3）

蝴蝶袖的严重程度分级，笔者查阅文献后没有发现相应内容，所以需要关注。

根据实际需要，笔者提出严重程度的分级，需要在双侧上肢侧平举时，根据松垂的范围和程度来判定。

(1) 轻度：松弛下垂，累及上肢的 1/3 范围长度内。

(2) 中度：松弛下垂，累及上肢的 1/3～2/3 范围长度内。

(3) 重度：松弛下垂，累及上肢的 2/3 到全部范围长度内。

（二）蝴蝶袖的临床处理

1. 蝴蝶袖的医学处理手段

临床上各种治疗蝴蝶袖的手段，一般都无法取得特别满意的效果。通常可以选择的治疗方法有针对脂肪的光纤手术治疗、局部抽脂、溶脂针注射等，也有更为激进的手术疗法。此外，还有局部组织收紧处理的射频紧肤、埋线治疗等措施。一般不推荐手术切除局部多余皮肤的方法，因为瘢痕形成不可避免，而且严重影响美观。

2. 黄金射频微针处理蝴蝶袖

蝴蝶袖的处理中，考虑到受益、风险及不良反应的平衡，以损伤小的治疗措施为优先选择。所以黄金射频微针处理蝴蝶袖是比较理想的治疗方法。首先，其处理方法和思路类似富贵包的处理，利用微针造成局部损伤，射频加热改善局部微循

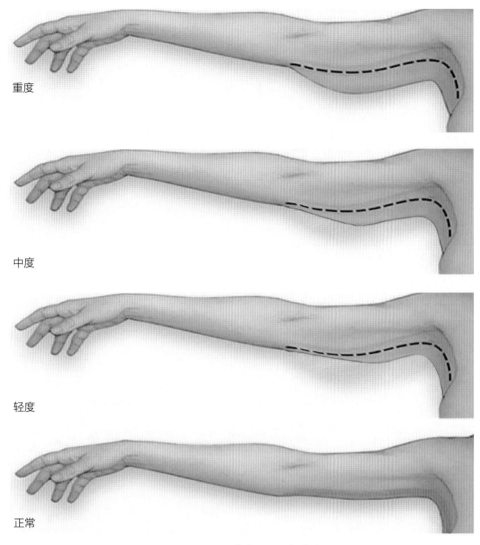

重度

中度

轻度

正常

▲ 图 12-3　蝴蝶袖的严重程度分级

环，这对组织张力有一定缓解，甚至可以在一定程度上缩小脂肪组织。其次，通过对蝴蝶袖的局部不同层次进行刺激，基本上可以达到改善蝴蝶袖的效果。

(1) 根据蝴蝶袖的范围，进行较长深度的处理。此时，针体深度可以选择 2.0mm 以上，厚度越深，则选择治疗的针体可以越长，部分时候可以深达 2.4mm，甚至达到 3.0mm。此时需要的能量参数也可以较大，射频持续时间可以稍加延长。

(2) 根据局部组织厚度不同，进行分层处理，针体深度可以选择 1.6~2.0mm，一般与初始治疗深度间隔 0.5mm 左右为佳。

3. 联合治疗

在黄金射频微针处理的同时，联合使用溶脂针、线雕等措施，能够获得比单一治疗更佳的治疗效果。

(1) 黄金射频微针处理后，待局部恢复 1～2 周之后，可以考虑局部注射具有溶脂性质的成分，以破坏局部脂肪结构，缩减局部容积。

(2) 当脂肪组织经过破坏之后，为了增加局部紧致的效果，可以在局部使用 PPDO 或者 PLA 线，以此作为对纤维间隔组织的辅助增强，从而达到提升意义。

三、黄金射频微针治疗女性脂肪营养不良的操作要点

（一）女性脂肪营养不良的定义

女性脂肪营养不良，也称为橘皮组织，在青春期后影响 80%～90% 的女性，尤其在臀部及大腿处更为明显。主要是指女性特定部位的皮肤在发育过程中，逐渐出现的一种波浪状、不规则的外观，有橘皮样的表现，发生率很高。其病因复杂，多种因素会对其形成产生影响。

橘皮组织是一种多因素导致的紊乱，且在年轻的成年女性中非常常见，尽管不能称其为一种病态，但会引起女性对自身的强烈不满，并对自身生活质量产生消极影响。

橘皮组织的病理描述为一种发生于大多数成年女性的外观障碍。它是一个涉及微循环、淋巴系统、细胞外基质及脂肪细胞改变的复杂问题。其主要影响特定的身体部位，如大腿及臀部。

（二）女性脂肪营养不良的临床处理

1. 女性脂肪营养不良的医学处理手段

人们针对橘皮组织提出了大量的治疗方法，如平衡饮食、运动、按摩、局部外用产品、射频治疗、超声刀、发光二极管治疗及二氧化碳治疗等。

目前能用来处理女性脂肪营养不良的方法主要包括改善皮下脂肪细胞血液循环，促进新陈代谢，加快脂肪细胞分解，强健肌肉组织和结缔组织。

(1) 控制热量摄入，建议多吃富含纤维素的食物，减少高盐高糖食物的摄入。每日摄入足量的水分，减少咖啡、碳酸饮料等的摄入。

(2) 增加肌肉活动，减少脂肪沉积。有氧运动如单车骑行、游泳、健身操等均可选择。

(3) 保持正确的仪态，避免久坐，避免穿过紧的衣服等，可以减少局部血液循环受限。

(4) 部分药物如镇静安眠药物、女性激素类药物（如避孕药）、糖皮质激素类药物等都可能影响脂类代谢，请在专科医师的指导下使用。

(5) 按摩可以适当改善局部血液循环，但按摩膏等不能到达皮下组织，因此只能起到预防的作用，对已经形成的橘皮组织作用有限。

(6) 使用光电类仪器。各种激光仪器根据作用深浅的不同，能在不同层次上产生一定作用，对橘皮组织的形态进行一定调整。其中脉冲光可以刺激真皮层的胶原蛋白增生，可作用于较浅的橘皮组织；射频类或超声波类治疗可以到达脂肪层、浅筋膜等更深的位置，因此对较深的橘皮组织有更好的效果。黄金射频微针既有对于较浅的真皮层胶原蛋白的刺激再生作用，又可以对较深的脂肪组织及浅筋膜层进行一定的加热，促进其代谢和收缩，能够起到一举两得的效果。

(7) 溶脂或脂肪抽吸术可以减少部分脂肪组织的数量和体积，但对脂肪细胞的纤维间隔和真皮层的弹性纤维与胶原纤维的作用有限，因此对处理橘皮组织凹凸不平的外观的效果有限。

(8) 美塑疗法，如 2020 年获得美国 FDA 批准用于治疗橘皮组织的注射剂——溶组织梭菌胶原酶。这种胶原酶被认为可以通过特异性靶向 I 型及 III 型胶原蛋白，以酶促方式释放纤维隔膜，由此可能改善橘皮组织的外观。

2. 黄金射频微针处理女性脂肪营养不良

女性脂肪营养不良的有效处理，需要充分考虑到受益、风险及不良反应的具体表现。临床上首先选择损伤小的治疗措施。

黄金射频微针处理女性脂肪营养不良，能够充分发挥损伤小的特点，但是同时也会对局部较多的脂肪有一定的影响，能够达到收紧和改善局部外观的效果。

(1) 针体深度可以选择 2.0mm 以上，厚度越深，则选择治疗的针体可以越长，部分时候可以深达 2.4mm，甚至达到 3.0mm。此时需要能量参数也可以较大，射频持续时间可以稍加延长，一般 400～500ms。

(2) 根据局部组织厚度不同，进行分层处理，一般和初始治疗深度间隔 0.5mm 左右为佳。

四、黄金射频微针治疗的其他适应证

（一）成人硬肿症

1.成人硬肿症的医学定义

成人硬肿症表现为突然发生的始于面颈、背部的，对称性、弥漫性的皮下组织僵硬和硬化。本病发病的主要原因和病理表现是，酸性黏多糖在真皮大量聚积和胶原纤维束增粗引起皮肤肿胀和硬化。目前无特效疗法。大部分患者经过数年可自行缓解，部分迁延不愈。

(1) 根据发病前是否有感染或糖尿病，分为 3 型：具体如下。

① 一型，发病前有急性感染史，起病快，皮损常于数月后消退。

② 二型，无感染史，起病隐匿，病情缓慢进展。

③ 三型，又称糖尿病性硬肿病，患者长期患有胰岛素依赖型糖尿病。

(2) 病情进展：多数病例常在急性发热性疾病后的数天内出现，开始于颈后及肩部进行性对称性弥漫性皮肤发硬，很快扩展到面部、颈前、头皮、胸背及上臂。皮肤呈实质性非凹陷性发硬，表面平滑、苍白、发凉、毛发正常，表面呈蜡样光泽与正常皮肤分界不清。肿硬程度常以颈、肩背及面部为最重，触之有硬橡皮样感觉。

2.成人硬肿症的黄金射频微针处理

成人硬肿症临床无特效处理措施。笔者根据与中医皮肤科专家刘永洪副主任医师交流的结果，认为可以按照痰湿、寒湿局部累及的方法进行中医辨证处理，临床上考虑使用局部具有加热作用的处理措施来进行。这种情况下，射频加热局部应该能够获得一定的效果，但是目前仍然在进一步探索中。

在黄金射频微针治疗时，可以使用较深的针，使用相对比较高的能量，进行局部多层次的处理，这样能够在一定程度获得临床症状的改善。

（二）皮肤淀粉样变病

1.皮肤淀粉样变病的医学定义

皮肤淀粉样变病是指组织中有淀粉样蛋白——一种纤丝状蛋白物质沉积在细胞外，位于真皮乳头部位。其发病原因不清，可能和摩擦、遗传易感性等有关。其蛋白来源于角质形成细胞。

皮肤淀粉样变病多分为斑状淀粉样变病和苔藓状淀粉样变病，好发于胫骨前和四肢伸侧，以及背部肩胛间区，可以有网状或者波纹状色素沉着斑片，可以出现丘疹，甚至融合成斑块。临床部分人群会有一定程度的瘙痒症状。

2. 皮肤淀粉样变病的黄金射频微针处理

考虑到真皮浅层的蛋白样物质沉积，临床有采取磨削术进行处理的，通过将表皮、部分真皮及沉积的淀粉样蛋白去除，通过后续修复再生。

实际上，通过黄金微针的处理，可以将针尖作用多集中在真皮浅层，通过发热，引起这些沉积的蛋白变性，并被后续吞噬细胞所吞噬，随后随着组织代谢完成，局部淀粉样蛋白的含量减少。笔者认为可以进行尝试性治疗，期待在临床中有更为深入的研究和探索。

由于下肢部位的皮肤淀粉样变病多以半球形丘疹为主，所以可以考虑使用单针射频进行多次处理，这样治疗也就更为便捷。

（三）神经性皮炎和慢性湿疹

神经性皮炎和慢性湿疹等表现为局部皮肤苔藓样斑块形成，局部可以出现明显增厚，伴随干燥、脱屑等外观，瘙痒明显。这两种问题的瘙痒症状一般都会比较明显，往往使用药物治疗可以获得症状的改善，但是对于局部皮损的改善有一定不足之处，表现为用药有效，但是停药后即可反复或者加重。

由于黄金射频微针的双重作用，对于这两类肥厚性疾病，可以局部使用黄金微针治疗，微针造成局部损伤，此时加热能够改变局部组织结构，有助于皮损的迅速修复和改善。此外，可以涂一点类固醇产品，使其吸收更好，更容易在局部发挥治疗作用。此外，微针损伤局部的加热意义，有助于局部微循环等状态的改善。

（四）自体脂肪填充后局部膨胀

1. 自体脂肪填充后局部膨胀的定义

自体脂肪填充是近年来进行的比较多的一种手术，部分整形外科医生和皮肤外科医生会选择脂肪填充来进行面部凹陷部位的抗衰老治疗。这种填充对于原本有脂肪但由于脂肪萎缩形成的凹陷来说，没有任何问题，而且因为脂肪存活后，可以长时间存在，和透明质酸类填充剂相比，具有更为持久的特点，因此受到欢迎。

但是自体脂肪填充也存在一定的不良反应，除了常规可能出现的不良反应外，填充局部可能由于脂肪组织填充、填充到局部的脂肪干细胞逐渐生长等作用，一旦局部填充的脂肪存活，可能导致局部组织生长，出现明显的蓬松膨胀感。这种表现在原本没有太多脂肪的面部如额头、面颊、眶下凹陷等部位可以更为明显。某些时候甚至出现类似"寿星额"等表现，其外观和质感明显和正常状态不同。

2. 自体脂肪填充后局部膨胀的处理

对自体脂肪填充后局部膨胀的处理，目前为止，临床上没有特别好的方法可以使用。因为临床可以使用的针对多余脂肪的处理方法，在此处几乎不能直接使用。例如，对膨隆局部进行抽脂、局部类固醇注射等，导致脂肪萎缩或者抽脂之后的不平整，都不能获得满意的美容效果，所以一般来说都不考虑，除非在局部脂肪厚度特别严重的情况下可以考虑。

(1) 可以针对局部脂肪相对较厚的部位进行光纤溶脂，但是对于额头等部位的膨胀感，需要操作者具体把控和考量，如果没有充足把握，不建议实施。

(2) 溶脂针局部注射，溶脂针具有溶脂作用的成分，如果注射剂量把控比较合适，则局部可以获得对这种膨胀感的改善，但是需要注意从小量多点开始注射，避免局部因为明显脂肪组织破坏而出现凹陷。

(3) 笔者在临床工作中发现，使用黄金射频微针作用于治疗的局部，能够在一定程度上改善自体脂肪填充后局部膨胀的外观表现，让局部皮肤更为紧致和自然。其能量和参数相对来说，比常规治疗能量略高即可，因为填充过脂肪的额头等部位，组织厚度有所增加，所以针头深度和能量都可以增加适当部分，以获得更好的临床效果。

(4) 使用热玛吉等处理措施。因为热玛吉、超声刀等治疗措施之后，局部可以出现凹陷略加重的现象，对于作用在局部隆起的自体脂肪填充后的部位，可以获得一定的改善效果。

（马小莹）

参考文献

[1] 齐显龙, 付林, 刘耿, 等. 皮肤美容名词相关问题探讨系列：躯干和四肢皮肤美容新增及需要强调的诊断名词 [J]. 中华医学美学美容杂志, 2018, 24(001):65-66.

[2] 张其亮, 向雪岑. 美容皮肤科学学科体系及建构模式的初步研究 [J]. 中华医学美学美容杂志,

2001(03):32–34.

[3] Matak I, Bölcskei K, Bach-Rojecky L, et al. Mechanisms of Botulinum Toxin Type A Action on Pain[J]. Toxins (Basel), 2019, 11(8):459.

[4] Park J, Park HJ. Botulinum Toxin for the Treatment of Neuropathic Pain[J]. Toxins (Basel), 2017, 9(9):260.

[5] 胥荣东 . 筋柔百病消 [M]. 北京 : 人民卫生出版社 , 2015.

[6] 陈月英 , 李子勇 . 鍉针扬刺"富贵包"治疗颈椎病临床研究 [J]. 针灸临床杂志 , 2020, v36(09):43–47.

[7] Weiner SF. Radiofrequency Microneedling: Overview of Technology, Advantages, Differences in Devices, Studies, and Indications[J]. Facial Plast Surg Clin North Am, 2019, 27(3):291–303.

[8] Amori P, Vitiello G, Cancelli A, et al. Advanced fractional radiofrequency for the rejuvenation of face, neck, and décolleté[J]. Dermatol Ther, 2020, 33(3):e13402.

[9] Ellis MM, Scott JL, DeKlotz CMC. Unconventional use of ablative fractional photothermolysis in arm contouring[J]. J Cosmet Laser Ther, 2020, 22(3):128-129.

[10] Wu DC, Liolios A, Mahoney L, et al. Subdermal Radiofrequency for Skin Tightening of the Posterior Upper Arms[J]. Dermatol Surg, 2016, 42(9):1089-93.

[11] Tokarska K, Tokarski S, Woźniacka A, et al. Cellulite: a cosmetic or systemic issue? Contemporary views on the etiopathogenesis of cellulite[J]. Postepy Dermatol Alergol, 2018, 35(5):442-446.

[12] Pérez Atamoros FM, Alcalá Pérez D, Asz Sigall D, et al. Evidence-based treatment for gynoid lipodystrophy: A review of the recent literature[J]. J Cosmet Dermatol, 2018, 17(6):977-983.

[13] Pianez LR, Custódio FS, Guidi RM, et al. Effectiveness of carboxytherapy in the treatment of cellulite in healthy women: a pilot study[J]. Clin Cosmet Investig Dermatol, 2016, 9:183-90.

[14] da Silva CM, de Mello Pinto MV, Barbosa LG, et al. Effect of ultrasound and hyaluronidase on gynoid lipodystrophy type II - an ultrasonography study[J]. J Cosmet Laser Ther, 2013, 15(4):231-6.

[15] Kennemer C, Pavlidakey P, Sami N. Successful treatment with IVIg therapy of diabetes-associated scleredema severe progressive case and review of the literature[J]. Dermatol Ther, 2017, 30(4).

[16] Ha DH, Lee MJ, Kim SJ. Ultrasonographic Findings of Scleredema Adultorum of Buschke Involving the Posterior Neck[J]. Korean J Radiol, 2018, 19(3):425-430.

[17] Sinha A, Manjunath GV, Basavaraj V. Primary cutaneous amyloidosis: A clinicopathological, histochemical, and immunohistochemical study[J]. Indian J Pathol Microbiol, 2021, 64(2):323-328.

[18] Yalçın M, Baş A, Ergelen M, et al. Psychiatric comorbidity and temperament-character traits of the patients with lichen simplex chronicus: The relation with the symptom severity of the disease[J]. Dermatol Ther, 2020, 33(6):e14389.

[19] 高桂香 , 屈敏 , 董延华 , 等 . 点阵式二氧化碳激光与超声聚焦在治疗外阴慢性单纯性苔藓中的比较 [J]. 中国妇产科临床杂志 , 2018(6):529–531.

第 13 章 单针射频治疗

一、单针射频概述

（一）单针射频

1. 单针射频治疗仪简介

单针射频治疗仪是通过金属尖针刺入局部皮肤，然后利用金属针所连接的治疗手柄，发射射频能量，通过对针头局部周围组织的加热作用，达到治疗效果（图13-1）。

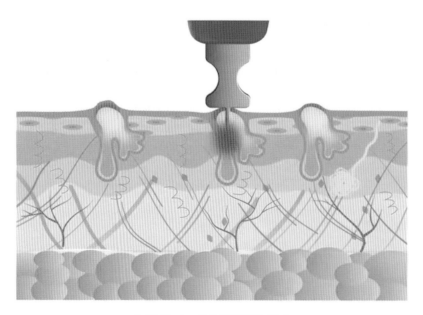

▲ 图 13-1　单针射频工作模式

2. 单针射频治疗仪的特点

(1) 单针射频的仪器比较小，其治疗头成本耗材相对于黄金微针来说更为低廉。和黄金射频微针的 9 针、25 针或 49 针不同，单针射频治疗仪的针头主要有 1.5mm、2mm、3.5mm、6mm 等不同长度的针头。相对比较短的针头如 1.5mm、2mm、3.5mm 的针头可以做成双针，这样局部疗效有所提升，而刺入皮肤的次数并没有显著增加（图 13-2）。

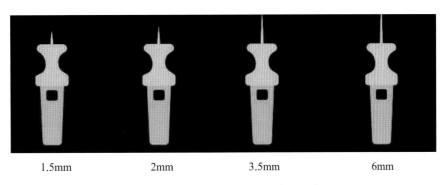

| 1.5mm | 2mm | 3.5mm | 6mm |

▲ 图 13-2　单针射频针头形态及长度

(2) 单针射频的意义是利用单针将射频的能量输送进入皮肤，达到治疗的效果，所以单针射频只能是单级射频。这样就要求在单针射频治疗时，在被操作者身体部位粘贴负极板，以形成射频发射的回路。因为是单极射频，所以其穿透深度没问题，在局部针尖刺入后发射射频能量时，加热局部也比较深。

3. 单针射频治疗仪的适应证

单针射频由于其针刺后的加热作用，所以适应证和针刺局部的热损伤效应有关。通过有效把控损伤的程度和范围，达到应该有的治疗效果。

根据笔者的观点，单针射频治疗仪的适应证有如下 3 类：痤疮及痤疮样疹、局部抗衰老、局部筋结处理。但是除此之外，所有黄金射频微针的适应证，其实都可以考虑使用单针射频，只不过操作速度比较慢而已。

单针射频是传统中医药火针治疗技术和射频技术的完美结合，它利用针体部分绝缘的细小黄金微针将射频能量精确作用于皮脂腺，通过局部加热作用，使得皮脂腺被破坏甚至萎缩、变性，从而达到治疗痤疮的目的。

（二）蓝极光模块

等离子体是物质存在的第四种状态，等离子体是指在宏观上呈电中性的电离态

气体

微观上的电离属性，宏观上的电中性（正电荷和负电荷数值相等）。

ScanJet——蓝极光模块也是单针射频治疗仪上标配的一个治疗手具，通过特制的介质阻挡数千伏高压放电，能够产生低温直接等离子体在皮肤表面。

等离子作用时释放产生的带电粒子、自由基、紫外线等多种物质，可以直接杀灭包括痤疮丙酸杆菌在内的多类细菌及病原微生物、消除皮肤炎症，所以能够放心用于痤疮的治疗。此外，对一些如特应性皮炎等疾病，也有一定的治疗和调控作用。

（三）单针射频治疗后不良反应

1. 疼痛

单针射频由于需要针体刺入皮肤，针尖需要发射能量，所以会存在一定程度刺痛。一般来说脉宽越宽，痛感会越明显，能量越高，痛感也越强，所以一般需要在局部表面麻醉之后进行治疗。如果可以的话，局部使用冷风机或者装有冰块的无菌手套，在刺入前局部冰敷，可以起到一定程度缓解疼痛的效果。

2. 出血

单针射频刺入后，出血比较常见，有些时候局部淤血明显。这就要求在操作时，尽量避开肉眼可见的血管，减少出血的概率。但是有些较深的毛细血管无法有效回避，建议对于较深部位，在出针之后尽量在局部采用纱布适当加压几分钟，而且需要在出针之后迅速进行，这样能够减少由于刺破血管导致的局部出血（图 13-3）。

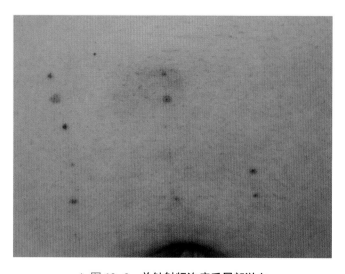

▲ 图 13-3　单针射频治疗后局部淤血

二、单针射频治疗痤疮

（一）炎性痤疮

1. 炎性丘疹

炎性痤疮皮肤损害局部会有明显的炎性丘疹，特别在炎性丘疹的早期，局部痛感比较明显，主要是因为局部组织由于炎性反应，肿胀明显导致张力较大，从而引起比较明显的胀痛感，此时是炎性丘疹局部治疗的最佳适应时机。

一般来说，当炎性丘疹已经有出现的苗头，局部已经感觉痛感明显时，外用抗炎药物、抗痤疮药物等进行局部治疗的效果有限。此时一般局部会经历 1～2 天胀痛明显的过程和阶段。

(1) 药物处理：局部外用抗生素软膏如夫西地酸乳膏和莫匹罗星软膏等，也可以配合使用过氧苯甲酰凝胶及含有克林霉素的外用产品，来发挥局部抗炎作用。

(2) 单针射频进行局部处理：具体如下。

① Ⅰ型和Ⅱ型痤疮的治疗靶点为靶组织中心，也就是痤疮炎性丘疹的中心，治疗 1～2 次。

② Ⅲ型和Ⅳ型痤疮的进针点为靶组织中心及周围（360°），中心治疗 1 次，周围治疗 4 次，或间隔 1mm 左右多次治疗。

③ 针长一般 1.5～2mm，能量选择有两种，一种趋势为较高能量，可以选择 5～10W，脉宽 60～150ms，较高能量，作用时间相对较短；还可以选择功率 3～5W，脉宽 200～500ms，即相对较低的能量和持续时间较长的脉宽，这样同样达到加热局部皮损的效果。

④ 针刺局部容易出现渗血及疼痛，可以在局部敷表面麻醉之后进行处理，也可以使用小冰块装在无菌手套中，消毒之后，使用冰块降低局部温度后再进行处理（图 13-4）。

2. 炎性脓疱

(1) 炎性脓疱能否进行单针射频治疗存在一定争议。一般认为，有脓疱出现时，局部已经存在感染，此时可能有金黄色葡萄球菌或马拉色菌等局部繁殖，此时单针射频处理，会引起局部感染的播散。

但是实际在临床工作中，笔者认为，炎性丘疹和脓疱其实是局部毛囊炎反应的不同阶段，炎性丘疹的早期，此时局部炎性反应不太明显，适用单针射频治疗；炎

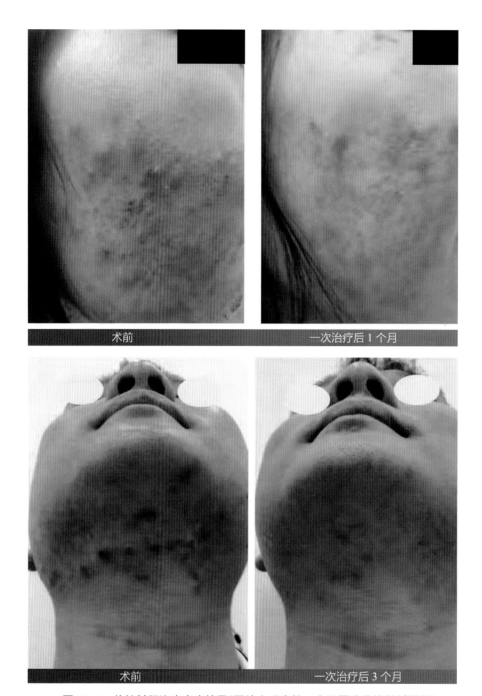

| 术前 | 一次治疗后 1 个月 |

| 术前 | 一次治疗后 3 个月 |

▲ 图 13-4　单针射频治疗痤疮效果（图片由重庆第一人民医院薛梅教授提供）

性反应持续时间较长，则局部会出现大小不一的脓疱。如果患者本人没有免疫抑制药的使用史或患有糖尿病，可以进行局部炎性脓疱的处理，笔者在处理过程中从未发现炎性脓疱的播散。反而，这更加能促进局部炎性反应的愈合，因为刺破脓疱局部有引流脓液、减少局部张力的效果，能够减轻脓疱后凹陷性瘢痕的范围。

　　(2) 炎性脓疱进行单针射频处理之后，待局部脓血或者组织液渗出基本上停止，即可局部涂莫匹罗星软膏或者夫西地酸乳膏等药物，也可以使用具有抗炎舒缓成分的产品，加强局部抗炎及修复作用。

(3) 对于头皮内的毛囊炎或者胡须部位的毛囊炎，使用传统中医火针处理有效。但是火针容易累及周围毛发，烧灼引起毛发破坏和难闻的烧灼味道，所以可以选择有加热作用而不会出现烧灼的单针射频进行处理。

3. 粉刺

(1) 一些以粉刺为主要表现的痤疮可以在刷酸之后使用粉刺针，如果能够比较容易地进行清理，此时肯定优先选择粉刺针进行清理。

(2) 有些粉刺针在清理时创伤大且痛感明显，反复挤压也不一定能够清理出来。此时可以使用单针射频进行局部处理，建议选择 1.5mm 针长，可以考虑较低的能量，处理后暂时不需要额外挤压，这样有助于粉刺在随后数日内及时排出。

（二）痤疮瘢痕

1. 单针射频治疗痤疮瘢痕，其实更适合小范围的瘢痕，局部敷表面麻醉后进行处理，不需要进行全脸的黄金射频微针或者点阵激光的处理。

2. 一般应多注重在下巴部位出现的鹅卵石样增生的痤疮瘢痕，以及下颌角局部比较明显的瘢痕结节等。

3. 头部脓肿穿掘性毛囊炎等引起的局部增生性瘢痕，也适合单针射频的积极处理和干预。

（三）操作步骤

1. 术前准备

(1) 常规清洁，拍照；有金属植入或假体者，禁止进行本治疗。

(2) 疼痛耐受差者可敷麻醉药 30min 左右，清洗局部后，消毒皮肤。

(3) 安装负极片，一般在背部靠下方区域，确保治疗中皮肤始终贴紧负极片。

2. 术中操作

(1) 将单针射频垂直插入毛孔中至限位器与皮肤接触，输入能量进行治疗。

(2) 将单针射频取出，移至下一操作位置继续操作。

(3) 对局部瘢痕，根据严重程度和深度不同，可以选择不同长度的针，进行不同深浅层次的处理。在处理时，应该也有点阵激光的思维方式，即间隔 2mm 左右，即可刺入后发射射频能量。

3. 术后修复

(1) 敷无菌修复舒缓辅料，局部进行红光处理。

(2) 术后选择修复产品，指导其居家使用，可以配合使用除瘢类产品。

(3) 术后 1 个月复诊，进行第 2 次处理，可以考虑进行瘢痕周围微量肉毒毒素注射，或者采用激素局部封闭处理。

三、单针射频抗衰老

（一）单针射频抗衰老的理解

1. 单针射频具有显著的局部加热作用

(1) 对于这种加热作用的有效和技巧性使用，完全可以获得类似抗衰老相关仪器如热玛吉、黄金射频微针及超声聚焦治疗的效果。唯一不同的是，由于是单针逐渐刺入，因此操作时间可能较长。

(2) 由于单针的长度有 1.5mm、2mm、3.5mm、6mm 等，还有双针等选择，因此可以更为灵活地进行局部处理，从而达到深浅不同层次的有效加热和损伤作用，在一定程度可以和黄金射频微针的效果相媲美。

(3) 实际上，由于针深度的关系，3.5mm 针尖发射射频能量的损伤范围可以深达 SMAS 层，对其有一定的加热作用，产生类似超声刀或者热玛吉的治疗效果。如果使用 6mm 针长，则可以对更深层次的皮下组织进行处理，此时效果也应该更为明显。

(4) 根据个人使用习惯来确定能量，可以选择 5～10W，脉宽 200～400ms，这种能量较高，此时选择较深的针头作用局部，作用时间相对较长；更浅层局部可以选择 3～5W，脉宽 100～300ms，追求分层次的进行处理。

2. 局部加热作用的灵活应用

(1) 这种加热及针本身的机械损伤作用，在特定局部会有一定的提升意义，例如针对一些面部皮肤韧带的局部处理，能够获得韧带局部组织显著的提升效果。

(2) 对于需要加热的部位，可以选择不同的层次来进行，例如可以在局部进行较深层次的加热处理，之后再在局部进行较浅层次的加热。

（二）单针射频抗衰老的操作技巧

1. 双下巴及下颌缘

（1）双下巴部位：可以选择不同的单针射频处理。

① 如果双下巴厚度明显，可以选择两个层次处理。一般选择 3.5mm 或 2mm 针长为主。首先局部间隔 0.3～0.5mm 进行单针处理，可以根据严重程度，确定针刺密度。对于组织松弛脂肪已经有萎缩者，进针密度需要充分控制。

② 如果仅仅为了预防或者改善轻度双下巴，选择单针一个层次处理即可。

（2）下颌缘部位：具体如下。

① 收紧下颌缘的处理，需要处理的范围不能局限在下颌缘处，而应该主要在下颌缘偏面部侧面 1～2cm 范围内进行处理，同时也需要处理下颌缘偏颈部侧下颌以下部位。

② 处理下颌缘部位时，建议向上拉动局部皮肤后进行处理，这样能够避免局部滑动。

③ 可以有效配合肉毒毒素颈阔肌局部放松进行处理。

2. 面部松弛下垂

（1）上面部：具体如下。

① 一般额部松弛下垂，额部皱纹比较明显；而颞部则会由于局部脂肪萎缩加上局部皮肤松弛，出现明显凹陷，眉毛外侧活动度加大，松弛导致上眼皮松弛等外观。

② 此时局部处理的范围，可以考虑额部皮肤、颞部皮肤及靠近发际线的头部皮肤。

③ 一般选择针长，额部靠近头骨部位选择不超过 3.5mm，避免直接针尖刺到骨膜部位发射射频，可以选择 1.5mm 或 2mm 针长；而颞部组织根据局部皮肤厚度可以使用 3.5mm 针长，但是一般不推荐更长的针。

④ 对于眉毛部位的松弛下垂，单针射频可以进行处理，如果有可能，应该进行眼部黄金微针的处理，通过负压吸起眼睑部位皮肤后发射射频能量，以确保治疗的安全性和效果。

（2）中面部：具体如下。

① 针对颧弓部位的韧带，进行局部处理，有助于改善局部松弛下垂的外观。

② 对于眶下凹陷，应该侧重处理眶下外侧松弛部位，此时针的深度以 2mm 为

佳；如果没有眼袋，则此深度比较合适。

③ 如果法令纹变深，可以对法令纹上方松弛下垂的局部进行额外处理；局部组织厚度比较大，可以选择 3.5mm 针长，随后进行 2mm 针长的处理。

④ 对于颧骨下方最容易出现凹陷的部位，建议减少单针射频的密度和能量，应该将治疗更多集中在凹陷外围，通过局部收缩作用，可以获得凹陷变浅的效果。

四、单针射频筋结处理

火针疗法在皮肤美容科及皮肤病专科有非常广泛的适应证，如银屑病、结节性痒疹、神经性皮炎等。根据笔者的临床经验，单针射频由于具有明确的针刺及加热作用，所以具有部分中医火针治疗的优势。此外，由于是针尖发热，并没有明显烧灼现象出现，所以可以比火针更为灵活地处理有毛发的头皮部位，显著扩大了单针射频"火针"的适用范围，避免火针使用中烧灼毛发的不良反应，也减少了火针可能导致所治疗局部皮肤出现点状色素沉着的可能。

"筋结"是中医及保健按摩的专有名词，具体是指在临床不适的局部皮肤深层或者周围，可以触及的沙粒状、条索状、质硬且有一定压痛的组织结构，主要可能与局部肌肉张力持续增高、局部持续牵拉及其他致病因素有关。在临床保健按摩和亚健康处理中，"筋结"这一概念具有非常重要的地位。临床上发现，如果一些局部不适在相应部位可以触及筋结，则针对性进行按摩或者针刺，可以显著改善局部临床症状。

（一）头皮部位筋结

1.头皮部位筋结多见于双侧颞肌的止点附着在颅骨骨面处，沿着头皮进行按压，可能会触摸到粒状、条索状、质硬且有一定压痛的组织结构，部分按压时可以感觉向周围扩散，此时部分人群会有头部胀痛或者不适的临床表现。根据经筋理论，头部前额、两侧和后脑部位的疼痛，分别是由于足阳明经筋、足少阳经筋、足太阳经筋挛缩引起的。

2.部分视觉疲劳及眼部不适的人群，在额顶部交界发际线内或者顶部头皮内可以有一定程度压痛的斑块出现，和没有压痛的局部有明显差别，也可能有细条索状筋结出现。有效进行按摩或者挤压之后，局部斑块可以明显改变。部分人群在头颈交界部位的局部皮下，可以触及明显的筋结。耳后乳突部周围，也可以触及一些筋结，表现为局部压痛明显，可以触及包块或者斑片，局部张力大。

3. 处理措施如下。

(1) 常规局部消毒，可以把头发分开后进行消毒。

(2) 随后使用单针射频，将其戳入局部头皮，随后发射射频。可以沿着筋结的走行，进行间隔 3～5mm 进针 1 次的穿刺治疗。

(3) 针长应该根据局部头皮的厚度及筋结的严重、厚薄来选择，避免针长太深而直接深达颅骨骨膜。

(4) 能量一般不选择高能量，可以选择 3～6W，脉宽 60～200ms，使其作用更为温和。

(5) 局部可以结合按法、揉法及拨法。

(6) 在足阳明经筋、足少阳经筋、足太阳经筋的循经路线上寻找局部筋结，进行按摩等处理，也可以进行单针射频的局部处理。

（二）肩颈腰腿部位筋结

1. 颈部筋结

颈部筋结多见于头晕、头痛、顽固性失眠等，以及见于颈部强直、活动受限的人群。往往会出现局部肌肉紧张，具有明显的压痛，甚至可以触及条索状筋结。重点部位是风池、风府、大椎等及颈椎棘突周围。

2. 肩部筋结

肩部筋结多见于落枕、肩颈部僵硬不适、疼痛明显、颈椎曲度变化、颈部活动受限等人群，主要是由于长期低头增加颈部、肩部的局部张力，持续牵拉局部；此外，办公室人群多见，长时间单一坐位动作，颈部肩部会出现明显不适。范围包括肩部及颈部项部交界部位，累及上背部局部肌肉，如斜方肌。可以在局部触及明显的结节，呈条索状、沙砾状，甚至局部片状斑片。

3. 腰骶部位

腰骶部位可能有明显压痛，局部紧张，可以触及明显结节，呈条索状；双侧的触感及加压后感觉不对称。

4. 处理措施

(1) 常规局部消毒，可以结合按法、揉法及拨法。

(2) 随后使用单针射频，可以沿着筋结的走行，进行间隔 3～5mm 进针 1 次的穿刺治疗。

（3）一般肩背部由于皮肤厚度比较厚，可以放心使用单针射频进行处理。

（4）一般可以选择能量 3～6W，脉宽 60～200ms。

（5）可以在足太阳经筋、督脉等的循经路线上寻找局部筋结，然后进行按摩等处理。

（三）局部软组织挫伤局部的筋结

1. 局部软组织挫伤局部的筋结

（1）一般来说，局部软组织挫伤多见于四肢，躯干部位也可见到，主要和受伤的部位有关系。

（2）当软组织挫伤经过治疗或者自然恢复的过程之后，部分人群没有明显的不适，但是也有部分人群在局部仍然存在明显的不适感，例如局部容易因为气候变化出现肿胀、疼痛等表现。

（3）可能会触摸到沙粒状、条索状、质硬且有一定压痛的组织结构。

（4）曾经拔牙的人群在下颌骨的下颌角下后方及乳突部位，容易出现可以触及的局部筋结。

2. 处理措施

（1）局部软组织挫伤时，应该积极进行抗炎、消肿、止痛等处理，尽可能减少局部肿胀程度，促进局部炎性反应的消散。

（2）当恢复之后，可以在局部进行检查，寻找有无筋结。

（3）常规局部消毒，可以结合按法、揉法及拨法，也可使用单针射频。

（4）需要进行疗程处理，反复多次处理有助于局部筋结的改善。

（王仁珍）

参考文献

[1] 王思平, 蓝星, 杨传凤, 等. 单针射频选择性电热解皮脂腺治疗痤疮的临床观察 [J]. 中国医疗美容, 2021:48–52, .

[2] 胥荣东. 筋柔百病消 [M]. 北京: 人民卫生出版社, 2015.

[3] 贺普仁. 火针的机理及临床应用 [J]. 中国中医药现代远程教育, 2004, 2(10):20–24.

[4] 陈纯涛, 黄蜀, 郑蓉, 等. 火针治疗痤疮 1148 例 [J]. 中医外治杂志, 2006(1):38–39.

[5] 赵爱杰, 李琳, 曹悦玲. 火针联合卤米松软膏对神经性皮炎患者症状积分及血清炎性因子的影响 [J]. 中国美容医学, 2021:125–128.

[6] Luo Y, Kuai L, Song N, et al. Efficacy and Safety of Fire Needle Therapy for Nodular Prurigo: A Quantitative Study[J]. Evid Based Complement Alternat Med, 2019:8797056.

[7] Xing M, Yan X, Sun X, et al. Fire needle therapy for moderate–severe acne: A PRISMA systematic review and meta–analysis of randomized controlled trials[J]. Complement Ther Med, 2019, 44:253–260.

[8] 李利, S.MAC.MARY, J.M.St, 等. 不同年龄和部位女性皮肤微循环变化 [J]. 中国微循环, 2004, 8(1):43–46.

[9] 张绚红, 陈道洪, 冯跃. 针灸推拿"筋结"处治疗颈椎病临床经验 [J]. 亚太传统医药, 2014, 10(018):57–58.

[10] 吕建平. Analysis of the Tendons Treatment for Depression[J]. Traditional Chinese Medicine, 2014, 03(3):63–70.

[11] Lee HJ, Seo SR, Yoon MS, et al. Microneedle fractional radiofrequency increases epidermal hyaluronan and reverses age–related epidermal dysfunction[J]. Lasers Surg Med, 2016, 48(2):140–9.

[12] Scalia R. The microcirculation in adipose tissue inflammation[J]. Rev Endocr Metab Disord, 2013, 14(1):69–76.

[13] Alessa D, Bloom JD. Microneedling Options for Skin Rejuvenation, Including Non–temperature–controlled Fractional Microneedle Radiofrequency Treatments[J]. Facial Plast Surg Clin North Am, 2020, 28(1):1–7.

[14] Kleidona IA, Karypidis D, Lowe N, et al. Fractional radiofrequency in the treatment of skin aging: an evidence–based treatment protocol[J]. J Cosmet Laser Ther, 2020, 22(1):9–25.

[15] Liu TM, Sun YM, Tang ZY, et al. Microneedle fractional radiofrequency treatment of facial photoageing as assessed in a split–face model[J]. Clin Exp Dermatol, 2019, 44(4):e96–e102.

[16] Lyons A, Roy J, Herrmann J, et al. Treatment of Décolletage Photoaging With Fractional Microneedling Radiofrequency[J]. J Drugs Dermatol, 2018, 17(1):74–76.

第 14 章　黄金射频微针周期性操作的设置

设置治疗项目时，首要考虑根据项目自身特点，设计出使项目治疗原理与求美者变美相契合的疗程方案，以求更好地造福求美者。对于黄金射频微针而言，其本身就属于需要进行周期性操作的仪器设备，这一点和热玛吉不同。

所谓周期性操作，也就是根据求美者的变美需求，按照预先设计的操作周期，进行多次黄金射频微针项目的治疗，最终达到变美效果的操作方式。

一、求美者周期性操作的重要性

（一）对于美容和衰老的正确认知

1. 在现在的医美行业中，具有误导效果的广告、厂家宣传和炒作，都会将大众认知和观点带到错误的方向。例如，宣传热玛吉做 1 次管 3～5 年，或者注射 1 次维持终身，这些都是错误的观点，并且会导致部分人群对美容治疗项目的期望值过高，或者期望维持的时间过久，但在临床上很难实现。

2. 求美者需要明确，人的生命过程在持续进行，衰老也是缓慢持续进行的一个自然状态和进程，这个进程不会因为进行了某项治疗而终止或者彻底逆反。所以需要让求美者有正确的认识，使其理性对待和认知抗衰老的实际需求和临床中可能达到的效果。

3. 对于痤疮等其他慢性问题来说，治疗也需要短期内进行系统规范的疗程设置，这样才有助于问题的有效控制。对一些慢性疾病，一定存在慢性持续、暴发，甚至反复发作的不同阶段，治疗前的有效沟通显得非常关键。

（二）求美者周期性接受操作的必要性

1. 黄金射频微针周期性操作对临床效果有着极为重要的影响

黄金射频微针与其他医美抗衰类项目的区别在于，其更侧重激活皮肤自身的修复和新生功能，故而需要通过 1～2 个皮肤新生周期，即 28～60 天才能达到最佳修复后效果。对于相对严重的肌肤问题，黄金微针需要 2～4 次或更多的操作，即 3～24 个月的时间，才能令皮肤通过自体细胞再生修复达到相对健康的状态。对于求美者而言，保证项目周期性操作，并匹配针对性的护理项目，才能够达到并巩固项目操作的整体效果。

2. 黄金射频微针周期性操作可以帮助机构更加清晰准确地把握求美者需求与意愿

项目的周期性操作，既包括定期通过黄金射频微针项目进行治疗，也包括辅助微针项目所开展的一系列修复、保养类项目。通过周期性项目的搭配操作，能够使操作者更加及时、清晰地掌握求美者的皮肤改善结果及需求变化，为其设计升级叠加中长期的皮肤改善项目方案，以期最大限度地帮助求美者达到肌肤改善效果。

3. 黄金射频微针周期性操作能够为操作者提供更加详尽的临床数据

通过黄金射频微针搭配辅助护理项目的操作方式，能够增加操作者与求美者的接触频次，方便进行全面的术后临床观测，有助于积累大量不同类型的求美者，在各阶段的术后恢复数据，进而不断优化和升级实际操作技术经验，同时留存大量详尽的项目实操与分析案例，以供操作团队进行持续地研究与展示。

综上，无论从求美者的效果呈现、长期方案的可落地性，还是对于黄金射频微针的长期研究方面，周期性操作都具有相当的重要性。

（三）提升求美者对于周期性操作意愿度

周期性操作方式，对于求美者、操作者、医疗机构三方均有着极为重要的影响，因而操作者应该在接触求美者后的各个环节，增加其对周期行操作的认可度与意愿度，进而帮助其完成完整的周期性治疗过程。

提升求美者周期性操作意愿，需要从求美者角度出发，结合项目属性与消费者心理，在以下 3 个维度进行思考与实施：①操作效果管理；②操作及诊疗过程体验感优化；③高频次沟通场景设置。

二、操作效果管理

确保项目治疗的直接效果是操作者最重要的目标之一，但由于操作者和求美者观测手段和医学专业度的差异，易导致效果评估上的分歧。因此，需要由操作者从客观、专业的角度出发，在做好科普宣教的沟通中，主导效果的评估过程，帮助求美者对术后效果进行科学对照和正确分析，以期彼此在操作效果的结论上达成共识。

同时，鉴于黄金射频微针的效果呈现过程具有一定的阶段性，更加需要操作者予以持续、正面地沟通，以增加求美者对于术后恢复的信心。

（一）治疗中的效果强化

1. 操作手法

黄金射频微针项目的治疗过程中，操作手法是最为关键的因素，对于最终结果起到了决定性作用。根据求美者问题需求，可以分为以下几种手法类型。

(1) 常规手法：手柄治疗头垂直于皮肤表面，操作中略加压力，这样确保针体进入既定的深度，然后发射射频。操作的顺序、局部深度和层次，根据操作者的把控来进行。

(2) 皮损治疗手法：对于痤疮等局部损害特征明显者，根据实际需要的局部深度及层次，以及有效对局部进行作用的能量参数，进行针对性处理。这种手法不建议全面部使用，避免损伤过重。

2. 产品导入

除了通过操作手法的改动来增加效果外，借助微针破皮功能打开皮肤角质层后，可以导入一些含有指定成分的药物或产品，以此提升治疗效果，同时缓解术中及术后的疼痛、烧灼、渗出等不良反应。

(1) 涂抹产品类型：具体如下。

① 肤色调节类涂抹产品，针对肤色不均、色素沉着，可以选用谷胱甘肽或氨甲环酸作为治疗中的导入产品。

② 肤质改善类涂抹产品，针对皮肤粗糙、皱纹等肤质问题，可以使用氨基酸类促进蛋白质合成，改善肤质。

(2) 产品涂抹方法：具体如下。

① 常规涂抹。用医用棉棒蘸取精华轻轻涂抹于操作部位，整个操作期间反复均

匀涂抹。

② 重点涂抹。针对肤色类产品重点涂抹于有色斑或色素沉着的区域，氨基酸类可以重点涂抹于衰老严重的部位。

3. 操作后修复

(1) 修复产品：在操作完黄金射频微针后，需要照光修复，因为光的穿透性会受面膜布影响，所以可选择透明的水晶修复面膜，以达到更好的修复效果。

(2) 修复项目：红光低能量修复 0.5h，可以快速修复和褪红。

(3) 8h 内修复：在操作后 8h 内高频次使用修复产品，避免皮肤干燥出现紧绷感，防止红肿时间过长。

（二）通过术后辅助项目增加效果

黄金射频微针项目在操作后即刻会呈现一部分改善效果，同时会在操作后的一个皮肤新生周期后，达到改善效果的最佳状态。因此，为保证肌肤正常、健康的新生过程，需要通过一系列修复、营养等项目的周期设置，辅助增强治疗效果。

1. 衰老类肌肤的术后项目周期设置

衰老型肌肤的特点之一是，自然老化和光老化导致局部胶原合成减少，胶原含量减少，结合局部透明质酸的含量减少，毛细血管网的改变等，导致局部皮肤出现肤质和形态的不同改变。因此，在术后进行项目搭配时，需要更注重刺激胶原新生（表 14-1）。因此，以无创射频和局部皮肤营养成分补充的项目为核心制订项目的组合；在黄金射频微针治疗后胶原及组织新生过程的中后期，抗衰保养类项目亦应作为重要补充项目。

表 14-1　抗衰老黄金射频微针术后项目搭配示例

周期节点	操作项目	目　的
操作后连续 3 天	红光谱 + 沁蓝或注氧仪	抗炎补水
操作后第 7 天	红光谱 + 沁蓝或注氧仪	抗炎补水
操作后第 15 天	射频 / 胶原类护理项目	补充养分，刺激胶原合成
操作后第 28 天	射频 / 甘醇酸 / 纳晶类（任选 2）	抗氧化，刺激新生，代谢

2. 痤疮类肌肤的术后项目周期设置

痤疮肌肤的特点是，在黄金射频微针治疗后，会出现皮脂腺大量分泌皮脂，皮肤油腻感比较明显，某些时候易形成粉刺或者痤疮样损害。因此，在术后的项目搭配中（表14-2），应注重即刻清创与消炎抑菌。在周期内搭配操作酸类项目，可以减少因角化产生的堵塞现象，同时持续性抗炎抑菌，降低治疗后痤疮暴发的发生概率。

3. 敏感肌肤及炎症型肌肤的术后项目周期设置

敏感肌肤及炎症型肌肤的特点是，由于皮肤已经存在基础的炎性反应，黄金射频微针治疗后，损伤后修复导致的炎性反应和原有的炎性反应叠加，可能导致术后炎性反应明显，表现为局部皮肤的红肿程度较大，甚至有些时候可以显著诱发和加重炎性反应。因此，黄金射频微针术后，应注重镇静和退红消肿的项目搭配，操作周期可按照红肿程度酌情制订（表14-3）。

表 14-2　痤疮黄金射频微针术后项目搭配示例

周期节点	操作项目	目　　的
操作后连续 3 天	红蓝光＋注氧仪＋针清＋药物	消炎抑菌补水
操作后第 7 天	蓝光＋沁蓝或注氧仪	消炎抑菌补水
操作后第 20 天	水杨酸／补水类	抗角化，抗炎，新生代谢
操作后第 45 天	水杨酸／补水类	抗角化，抗炎，新生代谢

表 14-3　敏感肌肤及炎症型肌肤黄金射频微针术后项目搭配示例

周期节点	操作项目	目　　的
操作后连续 3 天	黄光＋沁蓝或注氧仪（可选）＋药物	镇静褪红，补充水分
操作后第 7 天	黄光＋沁蓝或注氧仪（可选）＋药物	镇静褪红，补充水分
操作后第 10 天	黄光＋沁蓝或注氧仪（可选）＋药物	镇静褪红，补充水分

（三）帮助求美者对操作结果进行评估

1. 求美者在术后效果评估时的心理干预

在项目治疗全过程中，操作者对求美者的心理干预尤为重要：第一，可增加求美者配合度，顺利完成治疗过程；第二，帮助求美者平稳度过术后恢复期，呈现最佳治疗效果；第三，为持续周期性操作进行积极地铺垫。

(1) 关于效果的参照系解构：具体如下。

① 求美者术后满意度主要来源于效果对比的结果，该结果受对比参照系的影响较大，因而需要引导求美者采取科学理性的对比方式。

② 参照系解构。将横向对比改为纵向对比，即引导求美者不将此项目与非同类型医美项目的改善结果进行对比，而是关注自身操作前与操作后的肌肤改善情况；将短期对比改为长期对比，长周期对比是指每一次操作都和首次操作前进行对比，而不在每次操作前后进行对比；将单一型测评改为复合型测评，即引导求美者通过项目的周期性复诊，对肤质、肤龄、形态等多个维度的改善效果做综合评估。这种对比适合绝大部分皮肤美容项目。

③ 对比结果强化，即通过局部对比图放大加辅助线的方式，让求美者自己做出对比判断确认，并将结论手写记录，对每张局部效果图不同的改善情况进行"改善明显 OR 无改善"的效果自检勾选，形成对比报告，呈现给求美者，加强其对变化的认识。

(2) 关于效果的社会化评估引导及发现：具体如下。

① 求美者身边的亲友、伴侣等亲密关系，对于改善效果的评价会对求美者产生积极或者消极的影响，作为操作者要预先对其做出引导，帮助其建立对项目效果积极、科学、客观的认知。

② 降低消极影响。求美者在恢复期内，会出现不同程度的红、肿、痒等现象，一部分求美者会因其产生自卑甚至羞愧的心理状态，这是可以理解的正常现象。

首先，在操作前应充分预估术后反应，对求美者的疑虑应正面回应，做好前期心理建设。

其次，在恢复期内工作人员需每日对其恢复情况进行回访，及时掌握其心理状态，叮嘱其术后修复工作并予以关怀与建议。

最后，应建议求美者不必过度担忧皮肤短暂的术后损伤情况，可通过专注于其他事务分散注意力。

③ 强化积极影响。在回访过程中，工作人员可侧面了解到家人或伴侣对效果做出的积极反馈，应对求美者予以鼓励和认同，加强这种影响。

(3) 关于效果的期望值管理：具体如下。

① 管理范畴。求美者对于项目效果的预判与其本人过往获取的项目信息及操作者前期的展示、承诺，决定了求美者对项目效果的期望值，因此需要对求美者的固有认知进行重新梳理与过滤，目的是在操作后及恢复后，令求美者有超越期望值的变美体验。

② 管理方式。通过沟通，了解求美者对黄金射频微针过往的认知程度，并进行予以修正或补充，保证求美者对项目建立正面、客观、真实的认知。对不能保证出现的改善结果，操作前无须提及，因为即便沟通时留有余地，也会在潜意识里提升求美者的期望值。如果后期恢复结果呈现良好，便可以超越求美者期望值，增加满意度。操作前、中、后期，需要让求美者对单次效果过于期待的心理状态转化为对周期行操作的效果期待，强化周期性操作效果叠加、效果持续的认知。

(4) 关于影响效果的心因性作用：具体如下。

① 对于项目本身及操作者的信任程度，会通过心因作用直接投射到操作的结果上，导致求美者最终对于效果的满意程度。因此，在操作前期一定要确认求美者的信任程度，达成共识后，再进行项目操作。

② 恢复期内求美者易出现焦虑、自卑、敏感等心理状态，这些情绪会影响术后恢复结果，并影响术后修复项目的操作意愿度，操作者应及时表示关怀与理解，消除负面情绪，保障求美者在过程中健康积极的态度。

2.操作效果的直观展示

很多操作者在操作前用皮肤检测仪去拍摄案例照片，但检测仪的照片无法显示在睁眼时的效果对比，譬如双眼皮通过提升后变宽、上眼皮的饱满等细节问题，针对下颌缘的紧致提升也无法做到全面展示。这样导致无法向求美者展示更多操作后的改善效果，所以需要相机或手机拍摄一组不同角度的睁眼及闭眼照片，可以呈现出更多的对比效果。

(1) 效果图对比方式：在后期的案例呈现时，大多数人都会为求美者呈现整体的效果对比图。整体对比虽然可以展示出轮廓线的改变、局部的提升等，但是这种展示容易忽略局部皮肤细节的变化，令求美者无法发现更多细节上的改善，从而容易产生效果不太明显的想法和观点，影响对治疗的满意度。因此可以放大局部去做效果对比展示，如眼睛部位的单独对比、皱纹的单独对比、鼻子部位轮廓和黑头的单独放大对比等，往往这种细节的放大可以让求美者发现不同程度的细节改善，能够显著增强其信心和满意度。

(2) 对比时机：效果展示的阶段至关重要。例如，泪沟、中面部苹果肌部位、下颌线及下颌缘轮廓三个部位操作后会有即刻的明显改善，可以在操作后即刻对比增加求美者对效果的信心；同时在操作后 15 天、30 天、60 天进行短周期对比，这样求美者就能够对自己皮肤的改善进行持续关注，从而提升满意度。

(3) 参考线的划定：可以在不同时间段图片的对比中通过拼图完成。但是拼图时，五官应在同一参考线上，确保两张图大小一致，这样更具真实性。

三、过程体验感整体设计及实施

求美者在治疗过程中的心理感受，尤其是首次操作的感知，对后续周期性操作的意愿度起有着重要影响。因此，要求操作者最大限度地对求美者进行关怀与理解，并通过具体措施提升求美者的过程体验感。例如，在治疗过程中，操作者不仅要在客观上帮助解决求美者操作中的痛感问题，还需要在其主观的心理活动上予以干预，帮助求美者建立对痛感的正确认知，以期避免因过度焦虑、紧张情绪引发疼痛加剧情况。

（一）疼痛管理

1. 疼痛预判

(1) 根据求美者的之前经历：预估其对疼痛的耐受程度。

① 根据求美者之前是否操作过需要表面麻醉的项目，如水光针、微针等，来了解其当时的疼痛及耐受情况，初步对其级别划分。

② 对于做过清痘的人群，可以根据当时疼痛和黄金微针局部的疼痛进行初步的痛感对比。

③ 对于有自然分娩史的人群，判定其疼痛耐受程度需要普遍提升级别，但是也可能有例外出现。

(2) 三点测试法确定操作时机：具体如下。

① 在敷麻药 15min 时，触摸皮肤询问是否有麻木的感觉，告知 30min 时会再次触摸进行感知对比。

② 可以通过面部 3 个点来确定是否到达可操作时机。鼻梁部位最先麻木，有增厚的触感。30min 时，如果颧骨、眉骨和鼻梁 3 个点达到相同感知，基本到达可操作时机；如遇皮肤对麻醉药吸收慢，这种三点感知一致的现象最晚会在 60min 出现。

③ 部分操作者用针头测试痛感，但是需要消毒局部，这种测试的方法存在局限性。

2. 缓解疼痛

缓解疼痛的方法在前文已经详细描述，本部分仅对体验感的提升略加阐述。

(1) 减压道具：可以准备柔软的毛绒玩具或弹力球等，在操作中让求美者握在手中，缓解紧张情绪。

(2) 手指点压：在右手持手柄操作时，左手示指敲打接近操作部位，可以有效缓解痛感。这其实是受到臀部肌内注射时，减轻疼痛方法的启发。

(3) 涂抹精华：操作者在操作时，辅助的工作人员可以用棉签不断涂抹精华，在缓解治疗中灼热感的同时，减弱操作时的痛感。含有缓解灼热感的精华进入后，对局部的烧灼痛感会有明显改善。

(4) 局部冰敷后发射射频：可以缓解一定疼痛，即将小冰块放置于无菌手套内，然后操作者拿手套冰敷即将发射的部位，冰敷数秒之后进行发射。

(5) 视觉分散：建议求美者在操作时观看影视来分散注意力。

(6) 疼痛区域的划分：把面部分为额头、眼周、中面部、鼻部、唇周、中下面部 6 个区域，其中中面部、唇周、额头为疼痛强的区域，其他区域疼痛感非常弱，所以为了提高求美者的舒适度，可以选择中下面部为第一个操作部位，依次向上操作。

(7) 心理干预及沟通：在痛感偏强的部位重点强调效果的原理，可以让求美者更大限度地接受痛感。例如，操作者可以告知求美者："下面要操作的是您比较想改善的部位，我会采用长针高能量的打法对这个部位进行提升改善，做完后面颊的提升会比较明显，苹果肌会出现即刻的饱满，但是痛感也会较其他部位略强，当我操作时，可以大口吐气来做缓解，很短时间就可以操作结束。"

（二）操作者的心态表达

1. 专业的精神

即将操作前，通过照片再次和求美者确认其想改善的面部问题，告知其在操作时会针对具体问题对操作数据进行调整，以及操作后能够达到的效果，增加求美者对操作者的认可——"通过照片可以看出，您左边的法令纹比右边严重，操作时我会在颧骨韧带部位做长针高能量刺激，以此达到提升减轻法令纹的效果。"

2. 严谨的状态

操作前，确认仪器的能量设置，操作物料是否齐全，严格把控无菌流程。

3. 关怀的态度

理解求美者的疼痛感知，不断安慰及鼓励，给予效果的引导。

（三）专业化的常规服务操作流程

1. 摆放产品，所需产品按使用顺序排列整齐，注重无菌操作。

2. 检测仪器，手柄、电源、脚踏安装后检测是否已通电。

3. 操作者服装为一次性无菌操作服或医生专业服装。

4. 求美者需要佩戴无菌帽。

四、高频次沟通场景设置

帮助求美者认可并配合黄金射频微针的周期性、持续性、多次数的治疗方式，是进行治疗并提升满意度的关键。首先，需要在治疗前期与求美者就黄金射频微针周期性操作效果可叠加的特性进行充分沟通，并达成共识；其次，需要治疗机构在项目设置方面充分考虑到求美者中长期的护肤需求，设计对应的项目解决方案，并持续跟进。这要求机构内部的项目配置多元化、操作常态化，在回访、跟进、问题反馈、效果观测等环节，精益设计、严格实施，以求专业、全面、稳定地掌握求美者的肌肤问题与后续操作意愿。

（一）黄金射频微针治疗的项目制订

通过临床的调研测试发现，对项目效果及体验最为满意的求美者中，每年操作2～3 次的人群比例最高，同时后续配合周期性操作的意愿更强烈，同时在客观的效果比对中，其年轻化的效果也更加明显。所以在黄金射频微针治疗的前期方案制订上，可以采取疗程治疗，每个疗程 2～3 次的制订方法。需要求美者在规定的周期内操作完，以保证最佳的临床效果。

对于问题较为特殊的求美者，如痤疮、痤疮凹陷性瘢痕类求美者，以及年龄偏长、存在严重衰老问题的求美者，可以增加疗程的次数，以便达到更好的治疗效果。

（二）长期护肤的项目设置

根据皮肤结构，设定出符合皮肤新陈代谢的项目架构，可以全面覆盖修复、补水、营养、代谢、新生五大类需求，再根据项目的恢复时间制订出合理的操作周期。

1.机构内部项目设置原则

(1) 根据皮肤的生理结构与功能进行分类：具体如下。

① 补水类，选择比较多，建议以非破皮项目为基础。

② 营养类，可以通过透皮给药的方式补充更多皮肤所需营养元素，分类操作。

③ 代谢类，帮助角质代谢，可以选择酸类项目作为填充。

④ 修复类，偏向于治疗后的辅助修复，以褪红镇静为主，具有可连续操作性。

⑤ 新生类，通过光电的形式促进胶原合成、细胞新生，以达到年轻化的目的。

(2) 根据操作周期进行分类：结合皮肤的新陈代谢周期、客户的进店时间、治疗项目术后恢复期进行制订。

① 无破皮补水项目可划分为养护类每周1次。

② 营养为抗衰老类，每月2～4次。

③ 代谢类的周期根据顾客的需求分为每30天1～2次，甚至每60天1～2次。

④ 光电医美可划分为新生类，以年为周期，每年2～4次，每次操作后也可选择修复类项目连续操作数天，结合皮肤破皮后的恢复周期进行前后搭配。治疗和修复可同时叠加操作，以达到更好的修复效果。

(3) 根据当地人群的皮肤特征设置项目：地域不同，皮肤的特征会有差异化，更有针对性。

① 气候湿润的地区，如华东、东南沿海地区，潮湿的空气有利于皮肤的滋润，但容易使皮肤滋生细菌，这些地域的人多半不会存在干燥脱皮的问题，设置项目时应考虑降低保湿项目的频率，增加清洁护理项目的推广和周期制订。

② 气候干燥的地区，如西北、华北、东北地区，干燥带给皮肤的影响比较大，屏障因缺乏水分产生脱皮、敏感等问题，导致失去正常的保护能力，设置项目时应考虑以补水作为高频周期性项目，减少因长时间处于干燥环境下皮肤持续干燥的现象。

③ 日照强烈的地区，如中国的西南地区或高海拔地区，高强紫外线会造成当地人群过早出现光老化的皮肤问题，以及多种类的色斑症状，设置项目应考虑以修复为高频周期性项目，抗衰类项目也要作为主项去设置。

2. 黄金射频微针治疗当月的匹配项目

参照第 14 章其他内容。

3. 日常护理当月的匹配项目（表 14-4）

表 14-4　黄金射频微针的日常护理当月的匹配项目

时　间	操作项目	目　的
第 1 周	补水 + 营养	增加皮肤水分和养分
第 2 周	补水 + 代谢或代谢 + 修复	减少角质堆积，促进表皮新生
第 3 周	补水 + 营养	增加皮肤水分和养分
第 4 周	补水 + 新生	增加胶原合成

注：每周的操作项目可同时进行

（三）周期内的回访跟踪

通过线上线下的沟通维护，监督求美者的修复过程，将关于饮食、护肤、清洁等信息发送给求美者，不断提醒其按照要求执行，以达到更好的效果。在术后恢复的过程中发送信息，也可增加求美者对机构的信赖感。

1. 线上维护

在告知家居护肤习惯、产品使用、饮食作息的方法时，建议以图文的形式发送给求美者，更方便记忆和执行。

2. 线下维护

在求美者进店时，首先关注求美者的恢复情况和心理变化，通过呈现对比图缓解其焦虑情绪。影像记录做好前期周期性对比案例，同时询问其是否按标准进行。防止出现异常情况，如红肿时间过久、色素沉着。

（四）周期内的认知引导

持续保持年轻的肌肤状态，是每个求美者的理想。能变年轻的方式有很多种，但后期的隐患也随之而来，没有人想承担这样的风险和结果。但在现代社会，美容项目变化莫测，求美者很难做出正确选择。笔者选择黄金射频微，针作为追寻健康年轻的皮肤状态的长久抗衰必备项目，为了让求美者认同观点，就需要不断进行深入的推广和讲解。如果能利用每次见面的机会进行沟通，势必非常有效。

希望做到有效传播，机构内首先需要统一护肤理念，确保每个人对待皮肤的方式是相同的，并且通过定期沟通的方式来维持相同的观点，然后通过周期护肤的进店时间和求美者分享相关内容，可以从 5 方面的内容和求美者沟通。

1. 行业分析

让求美者了解行业动态，例如行业内针对年轻化治疗的手段有哪些，声光电对皮肤的作用有哪些，区别是什么，适应哪些人群。

2. 机构理念

不断和求美者分享共识品牌的护肤理念，更有效地让求美者坚持制订的护肤方案。

3. 问题判断

在皮肤基础和作用的原理方面进行讲解，针对求美者皮肤问题的形成原因提供解决方案。皮肤辨诊方面的专业度非常重要，这是求美者信任的第一步。

4. 方案说明

没有一个项目可以解决面部多重问题，以痤疮为例，单纯使用果酸可以起到抗炎去粉刺治疗的效果，但效果慢，所以同时鉴于痤疮的易复发和遗留问题，可以在治疗的同时加入光电项目予以辅助，这样不仅解决痤疮问题，还使皮肤达到年轻化的效果，增加求美者满意度。

周期养护非常重要，例如一台仪器、一辆汽车在持续使用的过程中，都需要定期保养来保证功能正常；人体则是一台更精密的仪器，在使用过程中，不断受到饮食、睡眠、工作等外来因素的影响，发生老化，功能下降。内源性的能量会有一日三餐为身体提供源源不断的营养来保障，外源性的保护需要定期护理来完成，专业保养、周期治疗都可以保证皮肤功能正常运转，还可以达到理想的健康年轻化的皮肤状态。想必这是每位求美者最想要的结果。

（韩　静）

参考文献

[1] 洪美红 . 浅谈医疗美容护理管理 [J]. 中国医疗美容 , 2020, 87(11):119–121.

[2] 洪美红 , 郑剑煌 , 郑月恋 , 等 . 客户关系管理在医疗美容门诊护理服务中的应用 [J]. 中西医结合护理 (中英文), 2018, 4(8):152–155.

[3] 周来喜 , 孙静 . 美容整形外科门诊患者影像资料的收集与管理 [J]. 中国美容医学 , 2010(9):132–133.

[4] 龚宇 . 医疗美容医疗纠纷成因分析及对策探讨 [J]. 中国医院管理 , 2017, 37(10):50–51.

[5] 徐阳 , 杨蓉娅 , 姚美华 . 红蓝光照射与医学护肤品联合应用治疗痤疮 [J]. 中国美容医学杂志 , 2007, 16(8):1096–1097.

[6] 齐显龙 , 高剑 , 刘岚 , 等 . 护肤品咨询系列讲座 (一)[J]. 中国美容医学 , 2008, 17(12):1810–1811.

[7] 涂颖 , 张圆瑾 , 何黎 . 功效性护肤品与敏感性皮肤 [J]. 皮肤科学通报 , 2020:607–611.

[8] 张丽卿 . 我就是化妆品达人 [M]. 南宁 : 广西科学技术出版社 , 2008.

[9] Ablon G. Phototherapy with Light Emitting Diodes: Treating a Broad Range of Medical and Aesthetic Conditions in Dermatology[J]. J Clin Aesthet Dermatol, 2018, 11(2):21–27.

[10] Edge D, Mellergaard M, Dam–Hansen C, et al. FLUORESCENT LIGHT ENERGY: The Future for Treating Inflammatory Skin Conditions? [J].J Clin Aesthet Dermatol, 2019, 12(5):E61–E68.

[11] Jagdeo J, Austin E, Mamalis A, et al. Light–emitting diodes in dermatology: A systematic review of randomized controlled trials[J]. Lasers Surg Med, 2018, 50(6):613–28.

[12] 毕晓东 , 张丽君 , 闫丽 , 等 . 热拉提联合水光针注射在面部年轻化治疗中的应用 [J]. 医学美学美容 , 2018, 27(16):46–48.

附录 A 黄金射频微针系列医疗文书

一、求美者登记表

求美者登记表

姓名		病案号	
性别	□男　　□女	身份证号	
年龄		微信	
电话		地址	

从何知道本诊所	网络：□微博　□微信公众号　□知乎	
	APP：□新氧　□更美　□爱美医生　□其他	
	□朋友介绍　□其他途径	
血型	□A型　□B型　□O型　□AB型　□不知道	
既往医疗美容史	□无　□有：	
是否罹患疾病 □是　□否	①高血压　②糖尿病　③肝病　④肾病	
	⑤甲亢　⑥血液病　⑦结核　⑧其他	
病程	___年___月； 是否正在治疗：□是　□否	

用药情况	目前使用： 剂量：	
	已用时间： 不良反应：	
目前是否怀孕	□否 □是 已怀孕__周	
怀孕计划	□无 □不确定 拟__月内怀孕	
上次查体	时间：	
上次查体异常		
特别需要说明		

以上资料是本人实际情况，本人绝无隐瞒及提供虚假信息。

签名：

日期： 年 月 日

二、皮肤门诊病历记录

皮肤门诊病历记录

姓名：_____ 性别：_____ 年龄：_____

记录日期：_____ 治疗部位：_____

治疗项目：_____ 治疗次数：_____

主诉：

现病史：

既往史：

体格检查：

诊断：_____

_____

_____

_____

_____

_____

处理：_____

_____

_____

_____

_____

_____

医生签名：

皮肤门诊病历续页

姓名:＿＿＿＿＿＿＿＿　　　性别:＿＿＿＿＿＿＿＿　　　年龄:＿＿＿＿＿＿＿＿

三、黄金射频微针治疗知情同意书

黄金射频微针治疗知情同意书

黄金射频微针治疗虽然有一定的风险,但已经控制在极低的程度,我院会严格按照医疗规范的要求,采取针对性预防措施,尽量减少其发生,按卫生部的要求制订如下告知,请阅读。

1. 治疗前确认自己无如下禁忌证,包括:

妊娠;体内有金属物植入;对治疗效果存有不现实期望者;

严重心脏病,甲亢、癫痫、糖尿病,瘢痕体质及有出血倾向凝血机制差者;

正在或曾系统服用激素或者免疫抑制药等;

特殊过敏体质及特殊家族遗传疾病者;

白癜风、银屑病、扁平苔藓等可能发生同形反应的皮肤病;

治疗区曾患单纯疱疹、毛囊炎等,现在治疗区域内有皮肤感染者。

2. 我理解由于个人审美观点不同和现行医疗水平所限,治疗效果不一定能完全达到我的要求,症状和体征也许不能完全消除,我对此有清醒的认识和思想准备。

3. 应严格遵守按约治疗,遵守治疗后须知,按医院要求做好治疗后护理。若出现异常反应,应及时到医院就诊,以便进一步处理,如不遵约复诊与治疗,责任自负。

4. 皮肤问题处于动态变化中,治疗需循序渐进,代谢水平、不同时期等都有可能不一致,医生会根据需要改变治疗方案,调整治疗设备、次数和时间间隔。

5. 治疗后的效果出现是一个逐步的过程,由于存在个体差异,因此治疗效果因人而异。

6. 如有精神异常病史、药物过敏、慢性疾病、服用抗凝药物及光敏药物、恶性皮肤病史、安装各种治疗性电子设备、体内有金属植入、使用维A酸、怀孕、皮肤填充材料等,可能影响不宜进行射频治疗的情况,治疗前应如实告诉医生。

7. 极少数人可能发生红斑、水肿、轻度疼痛、疗效较慢或不确切、原发性皮肤过敏、敏感加重。

8. 我理解和接受医院治疗前后的照相,以对比治疗效果,照片属图片类病历,供存档用,医院将保护患者隐私,如果院方选作学术交流或刊用时必须征得本人同意。

9. 本治疗同意书于医患双方签字后生效。我已经完全理解上述治疗情况及要求,同意治疗。

医生签字:　　　　　　　　患者签字:

　　　　年　　月　　日　　　　　　年　　月　　日

四、黄金射频微针治疗术后反应及注意事项

黄金射频微针治疗术后反应及注意事项

1. 黄金射频微针术后可敷医用修复面膜20～30min，6～8h内治疗区域勿沾水。一般术后8h后可用清水正常洗脸，可以在医护人员指导下，术后1～2天内多次使用创伤修复喷剂及修复液，每晚使用1次修复面膜。

2. 术后皮肤改变过程：术后1～2天为褪红期，期间会有疼痛、潮红、局部轻微突出皮肤表面等不适感；3～5天皮肤处于微创缺水期，期间皮肤可能暗黄无光泽；7天后进入组织重组修复器，可能有轻微发痒，但是皮肤光泽度和细腻度开始体现。若在月经期治疗，部分会有眼睑水肿，甚至全面部轻度水肿伴色泽暗黄，应保证睡眠，睡前少喝水，一般3天左右可自行消退，部分患者会有爆痘现象。

3. 术后2～3天可正常使用护肤品，护肤品尽量以保湿修复类为主，避免使用美白、祛斑、彩妆等功能性化妆品。

4. 最常见的术后反应，治疗局部微红、略肿胀，属于正常反应；部分敏感、激素依赖性或者痤疮皮肤可出现丘疹脓疱，伴随不同程度瘙痒，与之前的皮肤异常状态有关，治疗前和治疗中医生已经充分考虑并积极对症处理，一旦出现配合医师处理即可；罕见全脸过敏性皮炎表现，需要系统治疗。

5. 治疗恢复期间，防晒、防尘、防刺激，清淡饮食，禁烟酒。

6. 如有不适请拨打电话咨询，并积极联系或来院复诊。

我已认真阅读治疗后注意事项并按照以上所说执行。

患者或监护人签字：＿＿＿＿＿＿＿＿＿ 年 月 日

五、疗程记录单

疗程记录单　　　　　　第＿页

日　期	治疗项目	治疗记录	医生 / 护士签名	顾客签名

六、术后维养项目操作 / 回访日历

术后维养项目操作 / 回访日历

时　间	操作项目	目　的
第1周	补水 + 营养	增加皮肤水分和养分
第2周	补水 + 代谢或代谢 + 修复	减少角质堆积，促进表皮新生
第3周	补水 + 营养	增加皮肤水分和养分
第4周	补水 + 新生	增加胶原合成

注：每周的操作项目可同时进行

周期节点	操作项目	目　的
操作后连续3天	红光谱 + 沁蓝或注氧仪	抗炎补水
操作后第7天	红光谱 + 沁蓝或注氧仪	抗炎补水
操作后第15天	射频 / 胶原类护理项目	补充养分，刺激胶原合成
操作后第28天	射频 / 刷酸 / 纳晶类（任选2）	抗氧化，刺激新生，代谢

周期节点	操作项目	目　的
操作后连续3天	红蓝光 + 沁蓝或注氧仪 + 针清 + 药物	消炎抑菌补水
操作后第7天	蓝光 + 沁蓝或注氧仪	消炎抑菌补水
操作后第20天	水杨酸或复合酸 / 补水类	抗角化，抗炎，新生代谢
操作后第45天	水杨酸或复合酸 / 补水类	抗角化，抗炎，新生代谢

周期节点	操作项目	目　的
操作后连续3天	黄光 + 沁蓝或注氧仪（可选） + 药物	镇静褪红，补充水分
操作后第7天	黄光 + 沁蓝或注氧仪（可选） + 药物	镇静褪红，补充水分
操作后第10天	黄光 + 沁蓝或注氧仪（可选） + 药物	镇静褪红，补充水分

（韩　静）

附录 B　半岛医疗创始人雷晓兵专访：黄金射频微针系列

我小时候的梦想是做一名行医济世的好医生，造福乡邻，后来如愿成了一名肝胆外科医生。在随后的几年医院工作中，我们发现很多机构缺乏好的医疗器械，所以我们一直醉心于创新技术的研发，希望可以造福更多百姓。

——半岛医疗雷晓兵

公司的由来：肝胆外科医生立志中国智造医疗器械

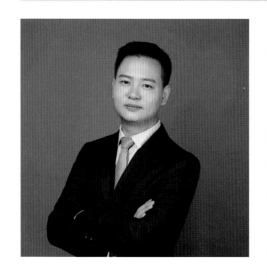

遵循着从小到大的梦想，大学毕业雷晓兵如愿以偿地从事起外科医生的工作。在工作的过程中，发现有很多患者出现看不起病的现象，随着对行业的认知不断加深，才了解到是由于当时国内严重缺乏医疗电子行业，医疗设备严重依赖进口，高昂的设备费用导致治疗费用同步提高造成。这就成为雷晓兵立志做国产医疗设备的引子，之后三甲医院朋友的故事就彻底引燃了雷晓兵心中的这颗爱国情结。当时雷晓兵的朋友就职于一家大型三甲医院皮肤科，一台价值 60 万元的进口激光上的一个电源芯片坏了，联系厂家维修需 30 万元的维修费。医院被迫停工，经过 1 个月的讨价还价，最后被迫支付了 28 万元购买了一个全新的电源，医院本想留着旧电源下次维修时备用，但进口设备公司以"国外厂家技术秘密不能泄露"为由带走

了旧电源。

由此，雷晓兵毅然辞去了人们眼中的"铁饭碗"工作，开始了自己的医疗器械自主研发道路。

十余年逐梦

十余年光阴瞬逝，半岛医疗已成长为一家国家级高新技术企业，国家专精特新小巨人企业，正式员工400余人，科研人员150人，科研人员占比超过30%，在深圳、重庆、长沙3地均设有生产基地，并在北京、上海、南京、重庆、美国硅谷设立区域销售中心，营销服务、售后网络遍布全国，公司产品已经覆盖国内85%的权威医院，并遍布全球70余个国家和地区，为10 000余家医院和医疗机构提供优质的服务和设备，累计销售仪器80 000台，已获得FDA、CE、NMPA等近60余项全球认证，申请国内外专利400余项，其中已获授权专利160余项。公司明星产品半岛第四代黄金射频微针、半岛超声炮、半岛6D黄金微雕、半岛AI温控射频治疗仪、半岛私密热玛吉、半岛光电伴侣、半岛白癜风治疗仪、半岛电激光生发帽等一系列产品均获得了国内外用户的一致好评。

医工结合：将医生的临床实践经验转化成创新产品

随着射频在医疗美容的应用，临床对射频精准释放的呼声不断提高。雷晓兵根据技术实现稳定性和临床治疗的可普及性选择了微创式针式射频作为射频精准释放的解决方案，并将其命名为黄金射频微针技术。在射频技术的开发过程中，他一直在思考一个问题，如何能将射频能量精准地释放于靶组织，从而起到更好的效果，同时还不会伤害患者。

为此，雷晓兵带着这个问题经常奔赴一线，询问一线医生专家的意见，与医生专家不断沟通，每次得到有价值的临床信息他都如获至宝，然后紧急带领研发团队对临床需求进行研讨，画图纸、做模型，以最快的速度将临床解决方案呈现给临床医生进行确认，并根据临床医生指正问题再研讨、再开发，迭代优化。

在研发过程中，雷晓兵也不断邀请医生专家来到公司，以顾问的形式，参与到产品研发中来，在不断打磨的过程中，逐渐走出了属于半岛特色的"医工结合"之路，分别以"自上而下"和"自下而上"作为研发理念。

黄金射频微针就是半岛"医工结合"的两大理念中典型的"自下而上"的研发

理念产物，通过密切接触细分领域中的 8～10 位顶尖专家，快速响应临床需求，并以最快的速度改进。

从始至终，雷晓兵都将自己定位为一名研发产品经理，在产品工程开发上一丝不苟，在方案选择上秉持最有效、无风险的原则，每一步的设计都严格把关，在满足国家和行业标准的基础上，还要满足要求更高的企业标准。

通过与专家的密切沟通、打磨，黄金射频微针在技术上书写了该领域的多个第一：第一个实现在 0.2mm 的直径中安装温度传感器；第一个实现头发丝一样细的 0.15mm 电极；第一个实现多电极能量均匀分布技术；第一个实现温度反馈控制技术；第一个实现黄金射频微针的阻抗反馈技术；第一个精密控制高分子材料绝缘；第一个具有智能负压控制系统的黄金射频微针……

可以说，通过这次"医工结合"将黄金射频微针从无到有地设计出来，在中国医疗领域首次实现了一个新的医疗技术并首先实现普及。

心系大众，普及尖端科技

发展至今，雷晓兵始终坚持最初"心系大众，普及尖端科技"的使命，坚持售后维修部门"零"利润，这是对产品的自信，也是对社会庄严的承诺。

为实现这一使命，半岛医疗在产品性能和价格一定要走出完美的平衡线，这也意味着雷晓兵及其团队必须有极大的决心和魄力。对此，雷晓兵清晰地判断，只有增强半岛医疗的自主研发能力，才能提高产品的性价比。据悉，近三年来，半岛医疗的研发投入已占公司销售收入的 20% 以上，这一比例还在逐年上升。

没有成功的企业，只有时代的企业

目前，半岛医疗已走过十余年的历程，创始人雷晓兵先生也反复多次提起：没有成功的企业，只有时代的企业。

对于半岛发展的现状，他将大部分成功因素归功于国家的经济发展，归功于客户的诚心认可，归功于一路风雨走来的公司团队。

《匠心智造》栏目组给予雷晓兵这样的评价：就是这样一位医者仁心的企业家，深耕在医疗领域，为中国创造增添了新的光彩。

（马小莹）